AF536112

DEPRESSIONEN ÜBERWINDEN

DIE MACHT DER KOGNITIVEN PSYCHOLOGIE

Wie Sie Ihre negativen Gedanken, Selbstzweifel und Blockaden ein für alle Mal besiegen und zu einer enorm selbstsicheren Person werden

INHALT

Das erwartet Sie in diesem Buch

Es gibt Phasen im Leben, in denen alles wie glatt läuft und der persönliche Alltag sich total erfüllend anfühlt. Zwar ist eine solch nachhaltige Zufriedenheit ein wichtiges Ziel aller Individuen, allerdings lassen sich schlechte Tage oder schwere Zeiten niemals vollständig vermeiden. In der Geschichte eines jeden lassen sich Höhen und Tiefen erkennen. Doch was, wenn es sich bei Stimmungstiefs nicht nur um eine Phase handelt? Was, wenn man das Gefühl nicht loswird, in einem Loch zu stecken, aus dem es keinen Ausweg gibt, während das Leben an einem vorbeizieht? Wie ist es möglich, dass man für die ständige Niedergeschlagenheit und Lustlosigkeit vielleicht noch nicht einmal einen konkreten Grund benennen kann?

Die Antwort auf diese Fragen lautet in vielen Fällen, dass eine ernstzunehmende Erkrankung vorliegt, die sich häufig zu Anfang nicht eingestanden werden möchte. Durchschnittlich leidet jede vierte Frau und jeder achte Mann in Deutschland im Laufe des Lebens an einer Depression. Obwohl zunehmend wissenschaftliche Erkenntnisse über die Krankheit ans Tageslicht kommen und immer mehr Fälle diagnostiziert werden können, gibt es noch immer eine Menge Missverständnisse und Vorurteile gegenüber diesem Begriff. Trotz all den damit verbundenen Schamgefühlen und Ängsten, ist die Krankheitseinsicht der erste Schritt zur Besserung. Wenn Depressionen unentdeckt bleiben, drohen verhängnisvolle Krankheitsverläufe und Komplikationen. Aber sobald sich der Erkrankung gestellt wird, bedeutet es gleichzeitig, dass es durch die vielfältigen Behandlungsmöglichkeiten eben doch Auswege aus der Hilflosigkeit gibt.

Genau deswegen wird Ihnen in diesem Buch direkt zu Beginn ein umfassendes Verständnis über Depressionen vermittelt – wie sie sich äußern, womit sie nicht verwechselt werden sollten und warum sie eigentlich entstehen. Auch bei dem Verdacht, dass bei Ihnen oder bei einem Angehörigen eine depressive Erkrankung vorliegt, ist ein Arztbesuch in den meisten Fällen unumgänglich. Daher wird Ihnen ebenso nicht vorenthalten, welche Arten der professionellen Hilfe es gibt und wie diese in Anspruch genommen werden können. Der Fokus soll jedoch darauf liegen, wie Sie neben den Therapieverfahren eigenständig aktiv werden können, damit die depressiven Symptome abklingen und nicht wiederkehren. Es sollte nicht unterschätzt werden, in welch enger Beziehung der Lebensstil und die Depressionen sich gegenseitig beeinflussen. Anregungen für die aktive Beteiligung an Ihrem Weg zurück zu Vitalität und Freude werden Ihnen in diesem Buch in den verschiedensten Lebensbereichen geboten, sodass garantiert Strategien für die persönlichen Präferenzen eines jeden dabei sind.

Im Optimalfall sollten Sie mithilfe dieser Schritt-für-Schritt-Anleitung am Ende sogar zu der Erkenntnis kommen, dass Ihre Erkrankung sogar von einer positiven Seite betrachtet werden kann. Viele der Maßnahmen zur Selbsthilfe sind einfacher umzusetzen, als Sie erwarten, und sollen Sie auf gar keinen Fall überfordern. Trotzdem sind die Alltagsmodifikationen nachweislich effektiv und lohnen sich alle Male!

Depressionen erkennen – Einsicht ist der erste Schritt zur Besserung

BEGRIFFSKLÄRUNG – SCHLECHT GELAUNT ODER DEPRESSIV ERKRANKT?

Der Ausdruck "Depression" leitet sich vom Lateinischen "deprimere" ab, was so viel wie "niedergedrückt" bedeutet. Umgangssprachlich wird "depressiv" zwar auch dafür verwendet, sich einfach mal schlecht oder melancholisch verstimmt zu fühlen, gleichzeitig beschreibt es aber ebenso Menschen, die in psychiatrischen Kliniken therapiert werden müssen und möglicherweise sogar unter Selbstmordgedanken leiden. Die Unterscheidung zwischen völlig normalen Phasen der Niedergeschlagenheit und klinischen Depressionen ist enorm wichtig, um letztere nicht zu verharmlosen. Im medizinischen Sinne handelt es sich bei einer Depression nicht um ein temporäres Stimmungstief, sondern um eine ernstzunehmende Krankheit, die einer Behandlung bedarf, wie es bei allen anderen erdenklichen Gesundheitsproblemen auch der Fall ist.

Weltweit sind schätzungsweise 350 Millionen Menschen von Depressionen betroffen. Das ist quasi jede fünfte Person. In Deutschland handelt es sich bei etwa 8,2% aller Erwachsenen um knapp fünf Millionen Erkrankte. Kinder und Jugendliche unter 18 sowie Menschen, die das 79. Lebensjahr überschritten haben, sind in dieser Datenerhebung noch nicht einmal eingeschlossen. Zwar können diese Altersgruppen ebenfalls Depressionen entwickeln, der Erkrankungsgipfel liegt jedoch bei 30 bis 40 Jährigen. Außerdem sind Frauen ungefähr doppelt so häufig betroffen wie Männer. Das könnte unter anderem damit zusammenhängen, dass der weibliche Körper, beispielsweise im Rahmen des Menstruationszyklus, stärkeren Hormonschwankungen ausgesetzt ist. Grundsätzlich kann eine depressive Erkrankung aber unabhängig von Alter, Geschlecht, ethnischer Zugehörigkeit oder finanziellem Status jeden treffen. Selbst bei Menschen, bei denen man es nicht erwarten würde, kann die Depression ohne jegliche Vorwarnung eintreten und für Verwirrung sorgen, weil nicht sofort ersichtlich ist, dass den Veränderungen eine Krankheit zugrunde liegt.

Zeitlich gesehen, zeichnet sich eine klinische Depression dadurch aus, dass die seelische Düsterkeit für mindestens zwei Wochen anhält. Wie genau sich die Krankheit äußert, ist total vielfältig und von Mensch zu Mensch verschieden, einige charakteristische Beschwerden gibt es dennoch. Zum einen ist es typisch, dass sich neben den Gefühlen langanhaltender Trauer eine gewisse Gleichgültigkeit einstellt. Manche beschreiben dieses Gefühl auch als emotionale Taubheit oder innere Leere und bemerken, dass sie noch nicht einmal mehr weinen können. Auch die kleinsten Entscheidungen fallen oftmals sehr schwer. Dies zieht mit sich, dass Betroffene sich noch nicht einmal mehr an Dingen, die ihnen einst Gefallen bereitet haben oder an aktuellen Erfolgen und anderen positiven Erlebnissen erfreuen können.

Der Interessenverlust an einst als angenehm empfundenen Tätigkeiten und beruflichen Leistungen kann sich so weit ausbreiten, dass selbst die Körperhygiene und hauswirtschaftliche Aufgaben völlig vernachlässigt werden. Manchmal wird aber auch krampfhaft versucht, eine fröhliche Fassade aufrecht zu erhalten, was unglaublich viel Energie kostet. Das kann bei zu langer Ignoranz zu einem Burn-Out führen. Ein solcher lässt sich ganz klar davon abgrenzen, dass sich der Erschöpfungszustand nach einer Erholungsphase oder etwas Urlaub in der Regel wieder normalisiert.

Bei Depressionen würden Reisen wahrscheinlich noch zu zusätzlicher Überforderung führen und Erholungen würden selbst bei noch so langer Zeit nicht zu wiederkehrendem Interesse am Leben führen.

Davon ist das Sozialleben vieler Depressiver ebenso betroffen. Es kommt häufig zu einem Rückzug und schlimmstenfalls sogar zu sozialen Phobien. Dabei handelt es sich um eine extreme Form der Schüchternheit und übersteigerter Angst davor, von anderen Menschen als komisch oder peinlich wahrgenommen zu werden. In sozialen Szenarien macht sich die Furcht typischerweise in Form von Zittern, Erröten, Schwitzen und weiteren Zeichen von Nervosität bemerkbar. Demnach werden potentielle Situationen, also zwischenmenschliche Begegnungen und die Öffentlichkeit, im Allgemeinen verstärkt gemieden.

Angstgefühle sind generell eine klassische Begleiterscheinung bei circa 70–80% depressiv Erkrankter. Zunehmende Ängstlichkeit und Nervosität kann in manchen Fällen als Frühwarnzeichen gewertet werden. Auch hier kann dies in pathologische Ausmaße umschlagen, beispielsweise in generalisierte Angststörungen oder in Panikstörungen. Ersteres beschreibt dauerhafte Besorgnis vor bevorstehenden Krankheiten, Unfällen und weiteren negativen Erlebnissen. Symptome wie Herzrasen, Muskelverkrampfungen und Mundtrockenheit treten hierbei eher über den Tag verteilt auf, während es bei Panikstörungen zu Anfällen kommt, bei denen die Beschwerden plötzlich gleichzeitig eintreten und bis hin zur Atemnot reichen. Teilweise erscheint Depressiven mit stark ausgeprägter Ängstlichkeit sogar das Abheben des klingelnden Telefons zu unheimlich. Dass Lebensqualität, Wohlbefinden und Leistungsfähigkeit dadurch enorm eingeschränkt werden, liegt auf der Hand.

Die auffällige Abnahme jeglicher Aktivität und Motivation wird zudem durch den Energieverlust begünstigt, den depressiv Erkrankte in den meisten Fällen erleben. Müdigkeit und Erschöpfung werden im Rahmen dessen zum ständigen Begleiter, sodass mit der Zeit selbst simple Handlungen als unglaublich anstrengende Herausforderungen empfunden werden. Teilweise ist der Energiemangel sogar in den Bewegungen von außen zu erkennen: Die Reaktionsfähigkeit scheint herabgesetzt,

Mimik und Gestik starr und die Sprache verlangsamt zu sein. Betroffene berichten diesbezüglich manchmal von einer Schwere, die bei jeglichen Bewegungen auf ihnen lastet und stärker als sie selbst ist. Oft kann schon das Aufstehen aus dem Bett zu überwältigend scheinen und keinen wertvollen Grund bereithalten, sodass zunehmend Zeit im Bett verbracht wird, um dem eigenen Leben zu entfliehen. In Fachkreisen ist auch die Rede von einem "Morgentief", wenn Depressive sich auch nach dem Schlafen nicht erholt fühlen, sondern ständig ausgelaugt sind.

Schlafstörungen können sich sowohl in dem Sinne manifestieren, dass zu viel geschlafen wird, allerdings sind auf der anderen Seite auch Ein- und Durchschlafstörungen oft zu beobachten. Ähnlich verhält es sich mit den Essgewohnheiten. Während manche depressiv Erkrankte mehr essen und regelmäßigen Heißhunger verspüren, empfinden andere Essen als eine belastende Pflicht und verlieren jeglichen Appetit. Aus diesem Grund lassen sich häufig Gewichtszunahmen oder -abnahmen, aber auch Verdauungsprobleme wie Blähungen oder Verstopfungen beobachten.

Ein weiteres körperliches Symptom ist der Verlust der Libido, also die Abnahme sexuellen Verlangens. Auch Kopf- und Rückenschmerzen sind keine Seltenheit, da die inneren Anspannungen sich unmittelbar auf den Muskeltonus auswirken und Verspannungen verursachen. Durch chronischen Stress kann es darüber hinaus zu einem Engegefühl im Brustbereich, Herzrasen und veränderten Blutdruckwerten kommen. Im Allgemeinen werden sämtliche körperliche Beschwerden oft in einer ganz anderen Qualität empfunden und beinahe als unerträglich wahrgenommen, wobei sie außerhalb einer depressiven Episode wahrscheinlich gut zu tolerieren wären.

Zusätzlich leiden Depressive oft unter Konzentrations- und Merkschwierigkeiten. Neue Informationen aufzunehmen, zu behalten oder eigenständige Kreativität stellen in der Regel ein großes Problem dar. In Kombination mit niedriger Stimmung und Motivation, kommt es demnach nicht selten zu einem bemerkbaren Leistungsknick – sei es in der Schule, im Beruf oder bei persönlichen Projekten.

Durch die Unlust, Kraftlosigkeit und geringe Teilnahme am Leben, geraten viele Betroffene meist immer weiter in eine Spirale negativen Gedankenkreisens. Es ist fast so, als würde der Verstand ein Eigenleben annehmen, das man nicht mehr unter Kontrolle hat. Jeder aufkommende Gedanke wird meist automatisch zu einem krankhaften. Während sich die damit einhergehende Verzweiflung bei Frauen tendenziell eher in Form von Nervenzusammenbrüchen und vielen Tränen äußert, ist es für Männer eher typisch gereizt, wütend oder impulsiv zu reagieren.

Die Wahrnehmung ist aufgrund des Krankheitsbildes so verzerrt, dass negative Aspekte des Lebens zunehmend in den Fokus des Erlebens rücken und sich das Gefühl ausbreitet, es gäbe keinen Ausweg mehr aus der belastenden Situation. Mit der Zeit bilden Depressive sich häufig sogar ein, völlig nutzlos und überflüssig zu sein. Sie leiden nicht nur unter Minderwertigkeitsgefühlen und massiven Selbstzweifeln, sondern im selben Zuge auch unter extremen Schuldgefühlen und Gewissensbissen für ihre Passivität, was zu der falschen Überzeugung führt, dass die Welt ohne sie wahrscheinlich sowieso ein besserer Ort wäre. Ihre Lage scheint ihnen völlig aussichtslos zu sein. Jegliche Hoffnung auf Besserung geht stückweise verloren, die Zukunft bereitet Erkrankten in diesem Stadium schreckliche Angst oder sie denken überhaupt nicht mehr über diese nach. Im schlimmsten Fall endet eine Depression in Selbstmordgedanken, -planungen und -versuchen.

Es birgt große Gefahren, die Symptome einer Depression zulange zu ignorieren, nicht ernst zu nehmen oder gar nicht erst als solche zu werten. Neben einem erhöhten Risiko für körperliche Folgekrankheiten wie Diabetes, Herz-Kreislauf-Erkrankungen und Osteoporose, ist es außerdem möglich, dass sich zusätzlich psychische Probleme entwickeln. Das ist insbesondere bei chronisch verlaufenden Erkrankungen der Fall. Abgesehen von den bereits erwähnten Angsterkrankungen, kommt es häufig zu Ess-, Zwangs- und Persönlichkeitsstörungen sowie zu selbstverhaltendem Verhalten. Auch Versuche der "Selbstmedikation" mit Alkohol oder Drogen enden oftmals in Abhängigkeitserkrankungen, die zusätzlichen Leidensdruck und Gesundheitsschäden bedeuten. Allerdings ist die größte Bedrohung bei Depressionen die hohe Suizidgefahr, welche die vielfältig unterschätzte psychische Krankheit zu einer lebensbedrohlichen macht.

Wer denkt, dass Selbstmorde eine Seltenheit sind, irrt sich gewaltig. Zwar sind die Zahlen von Suiziden seit den 90er Jahren zurückgegangen, doch alleine in Deutschland nehmen sich pro Jahr ungefähr 10.000 Menschen das Leben. Das sind laut 2015 erhobenen Daten jährlich circa 7000 mehr Todesfälle als durch Verkehrsunfälle. Die Anzahl von Suizidversuchen ist hingegen etwa 15 bis 20 mal so hoch. Unter 15 bis 29 Jährigen ist Selbstmord erschreckender Weise die zweithäufigste Todesursache. Insgesamt liegt mit 90% bei fast allen Suiziden eine psychische Erkrankung zu Grunde, die bei über der Hälfte der Fälle eine Depression ist. Das höchste Risiko weisen dabei anscheinend ältere Männer auf. Schätzungsweise verüben 10 bis 15% aller depressiv Erkrankten Selbstmord, um der unerträglichen, scheinbaren Aussichtslosigkeit ein Ende zu setzen. Der effektivste Weg zur Vorbeugung ist ganz eindeutig die erfolgreiche Diagnose und Therapie von Depressionen oder anderen psychiatrischen Erkrankungen. Umso besorgniserregender sollte die Tatsache sein, dass noch heute circa jede zweite Depression unentdeckt und somit unbehandelt bleibt.

DIAGNOSESTELLUNG – DIE ÜBERWINDUNG LOHNT SICH

Der Versuch, eine depressive Erkrankung zu überspielen und die Symptomatik zu verdrängen, kostet enorm viel Kraft und geht auf Dauer nicht gut. Bei einer Erkältung oder einem gebrochenen Arm scheut sich in der

Regel niemand davor, einen Arzt aufzusuchen. Hinsichtlich Depressionen wird allerdings davon ausgegangen, dass nur 50% der Betroffenen professionelle Hilfe in Anspruch nehmen. Das hängt zum einen damit zusammen, dass es so schwer ist, zu begreifen, dass eine ernsthafte Krankheit vorliegt. Erkrankte haben häufig das Gefühl, selbst die Schuld zu tragen und im Gegensatz zu ihren Mitmenschen, die die Bewältigung des alltäglichen Lebens im Griff zu haben scheinen, versagt zu haben. Außerdem spielen natürlich die bis heute bestehenden Vorurteile eine große Rolle. Ängste davor, als faul, schwach oder verrückt abgestempelt zu werden, zögern den Arztbesuch ebenfalls in vielen Fällen heraus. Allerdings ist es enorm wichtig, dass diese Ängste und Schamgefühle überwunden werden. Es kann eine große Hilfe sein, sich erst einmal gegenüber einer nahestehenden Person des Vertrauens dahingehend zu öffnen, dass die Vermutung besteht, dass bei Ihnen Anzeichen einer Depression vorliegen könnten.

Möglicherweise kommen diese auch von selbst auf Sie zu und haben bereits bemerkt, dass Sie sich anders verhalten als gewohnt. Nehmen Sie die Hilfe unbedingt an und lassen Sie sich im Optimalfall zu einem Arzt begleitet. Neben der enormen emotionalen Unterstützung für Sie selbst, ist es auch bezüglich der Diagnosestellung hilfreich, eine Einschätzung von Außenstehenden zu erhalten. Obwohl die Feststellungen des Arztes bei der ersten Konfrontation teilweise sogar für eine "Fehldiagnose" gehalten wird, empfinden die meisten Betroffenen letztlich doch eine Erleichterung.

Die Diagnose "Depression" bedeutet nicht nur Gewissheit darüber, dass man selbst keine Schuld an der momentanen Situation trägt, sondern auch, dass es eine Krankheit ist, die behandelbar ist und es eben doch Auswege gibt. In über 80% der Fälle ist die Prognose gut, dass Mittel und Wege gefunden werden können, um die depressiven Symptome abklingen zu lassen und wieder Freude und Lebendigkeit zu spüren. Die Wahrscheinlichkeit einer erfolgreichen Behandlung ist umso höher, je früher die Diagnose gestellt und die Therapie begonnen wird. Durch zeitnah greifende Maßnahmen sinkt außerdem das Risiko für Rückfälle.

Die erste Anlaufstelle bei Vorhandensein der typischen Symptome über einen zweiwöchigen oder längeren Zeitraum ist in der Regel der Hausarzt. Der Weg zur Diagnosefindung erfolgt größtenteils durch die Erhebung einer ausführlichen Anamnese. Darunter versteht man eine Bestandsaufnahme, bei der die medizinische und biografische Vorgeschichte sowie das Vorkommen von Depressionen in der Familie erfragt werden. Darüber hinaus wird sich ein detailliertes Bild von der aktuellen Lebenssituation und dem physischen und psychischen Zustand des Patienten gemacht. Um andere Krankheiten mit ähnlichen Symptomen oder als Ursache auszuschließen, werden für gewöhnlich auch körperliche Untersuchungen vorgenommen. Dazu gehören so gut wie immer Blutentnahmen, in manchen Fällen aber auch ein EKG, EEG oder CT beziehungsweise MRT zur Überprüfung der Herz- und Gehirnfunktionen.

Wann aus medizinischer Sicht die Diagnose "Depression" gestellt werden darf, ist in dem international gültigen Klassifikationssystem von Krankheiten der Weltgesundheitsorganisation festgelegt, welches den Namen ICD-10 trägt. Darin heißt es, dass mindestens zwei Wochen lang zwei von drei Hauptsymptomen und zusätzlich zwei Nebensymptome vorliegen müssen. Zu den Hauptsymptomen zählen eine depressive Stimmungslage, die Unfähigkeit zur Freude beziehungsweise die Abnahme vergangener Interessen und ein reduzierter Antrieb, der mit leichter Erschöpfung einhergeht. Die Zusatzsymptome wären Konzentrations- oder Gedächtnisnachlass, mangelndes Selbstvertrauen, Schuldgefühle, pessimistische Haltungen der Zukunft gegenüber, Selbstmordgedanken, Schlafstörungen und geringer Appetit.

Dass Depressionen sich darüber hinaus auf weitere Weisen zeigen können, wie Sie bei der Begriffsklärung bereits gelernt haben, wird hier leider nicht berücksichtigt. Umso mehr ist das ärztliche Personal gefragt, genau hinzuhören und beispielsweise auch bei vermeintlich rein körperlichen Beschwerden, die Möglichkeit einer depressiven Grunderkrankung zu bedenken. Je nachdem, wie viele der im ICD-10 beschriebenen Symptome vorliegen und wie stark sie ausgeprägt sind, wird zwischen leichten, mittelgradigen und schweren Depressionen unterschieden. Außerdem gibt es eine weitere Kategorisierung anhand der drei verschiedenen Verlaufsformen.

Ungefähr zwei Drittel aller Depressionen verlaufen rezidivierend unipolar. Das bedeutet, dass eine oder mehrere depressive Episoden erlebt werden, die potentiell wiederkehren können. Eine solche Episode kann von einigen Wochen bis zu mehreren Monaten andauernd. Zwischen den depressiven Phasen klingen die Symptome meist weitestgehend ab. Auch diese Zeitspanne ist unterschiedlich lang.

Seltener kommt die bipolare Verlaufsform vor, die auch manisch-depressive Erkrankung genannt wird. Betroffen sind circa 1% der erwachsenen Deutschen. Neben den depressiven Episoden mit der typischen Symptomatik von Antriebslosigkeit und Bedrücktheit, werden Phasen der Manie erlebt. Auch diese können Wochen oder Monate andauern und äußern sich beispielsweise durch Euphorie, teils unangemessene gute Stimmung, mangelndes Schlafbedürfnis, Rastlosigkeit, übertriebenen Tatendrang und ein unbegrenztes Redebedürfnis. Es ist außerdem charakteristisch, dass das Selbstwertgefühl während manischen Episoden völlig übersteigert ist und es zu Größenideen der eigenen Besonderheit kommt, die wegen des enormen Optimismus oft mit risikoreichen Verhalten bezüglich Angelegenheiten wie finanziellen Ausgaben einhergehen, wobei die Konsequenzen nicht ausreichend bedacht werden.

Teilweise sind die Betroffenen auch sehr leicht reizbar, vielleicht sogar aggressiv und haben im Extremfall Wahnvorstellungen. Die Wechsel von einer depressiven zu einer manischen Episode können sowohl schleichend als auch plötzlich auftreten, wobei ebenfalls Phasen vollständiger Erholung und Gesundheit möglich sind. Die Unterscheidung zwischen unipolaren und bipolaren Depressionen ist unter anderem so wichtig, weil manche der herkömmlichen Medikamente dafür bekannt sind, eine manische Episode auszulösen.

Die letzte Verlaufsform wird als Dysthymie bezeichnet und beschreibt eine chronisch verlaufende Depression. Zwar sind die Symptome dabei meist weniger stark ausgeprägt, doch dafür über einen langen Zeitraum anhaltend. Um die Diagnose zu stellen, müssen die Beschwerden mindestens für zwei Jahre vorhanden sein.

Depressionen behandeln – Kein persönliches Versagen, sondern eine Krankheit

ENTSTEHUNG – WARUM KOMMT ES ZU DEPRESSIONEN?

Wie Depressionen im Detail entstehen, ist der Wissenschaft noch immer nicht vollständig bekannt. Generell lässt sich die Entstehung weniger an einzelnen Auslösern festmachen, sondern beruht viel eher auf einem komplexen Zusammenspiel verschiedenster Faktoren. Scheinbar haben manche Menschen eine gewisse Veranlagung, die in Fachkreisen "Vulnerabilität" genannt wird. Diese beschreibt im Prinzip, wie hoch das individuelle Risiko für die Entwicklung einer depressiven Erkrankung ist. Liegt eine besonders hohe Vulnerabilität vor, können überfordernde Ereignisse und Belastungssituationen eine Depression auslösen, die Menschen mit einer niedrigen Vulnerabilität hingegen ohne große Probleme bewältigen würden. Wie stark die Anfälligkeit ausgeprägt ist, hängt zum einen von genetischen Einflüssen ab. Auch hierbei handelt es sich nicht um ein bestimmtes Gen, sondern um eine unvorteilhafte Zusammensetzung.

Studien der Zwillings- und Adoptionsforschung haben gezeigt, dass das Risiko für eine Depression circa dreimal so hoch ist, wenn ein Elternteil selbst erkrankt war. Bei eineiigen Zwillingen, die also die gleiche genetischen Begebenheiten aufweisen, entwickelt das Geschwisterkind in etwa der Hälfte der Fälle ebenfalls eine Depression, wenn einer der Zwillinge erkrankt. Das beweist sowohl, dass eine genetische Bedeutung vorhanden ist, als auch die Tatsache, dass weitere Einflussfaktoren eine Rolle spielen müssen. Die persönlichen Lebenserfahrungen tragen dementsprechend ebenso einen Teil zu der Vulnerabilität bei. Für besonders relevant halten Forscher dabei traumatische Erlebnisse der Biografie wie Gewalt, sexuelle Missbräuche oder Vernachlässigung in der frühen Kindheit und vor allem auch, inwiefern sich Strategien angeeignet wurden, um solch unangenehme Geschehnisse angemessen zu verarbeiten. Darüber hinaus wird bestimmten Persönlichkeitseigenschaften eine höhere Anfälligkeit für depressive Erkrankungen zugesprochen. Dazu gehört der "Typus melancholicus", welcher mit Merkmalen wie starkem Perfektionismus, Leistungsorientierung, einer sehr selbstkritischen Haltung und Aufopferungsbereitschaft einhergeht.

Die schmale Toleranz gegenüber Belastungssituationen ist sozusagen die Grundlage der Krankheitsentstehung. Wirklich ausgelöst wird eine Depression dann oftmals erst durch die sogenannten "relativen Faktoren". Dazu gehören aktuelle, unerwünschte Vorkommnisse, wie zum Beispiel der Verlust einer geliebten Person, eine Kündigung, die Scheidung der Eltern, Leistungsdruck während Prüfungsphasen in der Schule oder an der Universität und berufliche Überforderung. Es ist ebenfalls möglich, dass Veränderungen die Krankheit ins Rollen bringen, die eigentlich als positiv gelten. Denkbar wären in diesem Sinne beispielsweise Wohnungswechsel, bestandene Prüfungen oder der Beginn des Ruhestands. Eindeutig vorangehende Auslöser sind durchschnittlich allerdings nur in etwa einem Drittel aller Depressionen ausfindig zu machen. Oftmals gibt es keine Ereignisse, mit denen sich der Ausbruch der Krankheit wirklich in Verbindung bringen lässt.

Auf körperlicher Ebene sind bei der Krankheitsentstehung vor allem neurobiologische Vorgänge verantwortlich. Dem menschlichen Gehirn wohnen mehr als 100 Milliarden Nervenzellen inne, die Neuronen heißen. Bei jeder unserer Handlungen, Sinneseindrücke, Gedanken und Gefühle wird eine bestimmte Abfolge von Nervenzellen kettenartig aktiviert. Damit die einzelnen Neuronen miteinander kommunizieren können, bedarf es sogenannten "Botenstoffen", die einen Reiz zu der nächsten Nervenzelle weiterleiten. Während einer Depression sind diese Botenstoffe jedoch aus dem Gleichgewicht geraten. Vor allem Serotonin, Dopamin und Noradrenalin liegen nicht mehr in der nötigen Menge vor, um eine reibungslose Reizweiterleitung zu gewährleisten. Dadurch kommt es zu Veränderungen im Denken, Fühlen, Wahrnehmen und Handeln der Betroffenen. Serotonin, welches auch "Glückshormon" genannt wird, ist dabei besonders für die Regulation des Appetits, Schlafverhaltens, Sexualtriebs und psychischen Wohlbefindens zuständig, welches die charakteristischen Aspekte sind, in denen Depressive unangenehme Veränderungen erleben. Mittels bildgebender Verfahren wurde außerdem beobachtet, dass das limbische System im Rahmen einer depressiven Erkrankung eine abnormale Aktivität aufweist. In diesem Hirnareal werden vor allem Emotionen verarbeitet und Stress reguliert.

Bei depressiven Patienten ist es keine Seltenheit, dass das Stresshormon Cortisol in überdurchschnittlich hoher Menge im Blut vorkommt. Dies kann sowohl die Folge einer Depression, als auch der Auslöser sein. Eine vermehrte Bildung von Cortisol kann beispielsweise aufgrund von chronischer Überlastung oder akuten Traumata eintreten. Darüber hinaus wird das Hormon überproduziert, wenn entzündliche Vorgänge im Körper vorgehen oder das sogenannte Cushing-Syndrom entsteht. Dieses ist die Folge gut- oder bösartiger Tumore der Hirnanhangsdrüse beziehungsweise der Nebennieren, wodurch letztere enorme Mengen an Cortisol ausschütten. Bei einem übermäßigen Vorhandenseins des Stresshormons werden nicht nur depressive Gedanken, Ängstlichkeit und Stimmungsschwankungen begünstigt, sondern es steigt ebenfalls das Risiko für Stoffwechsel- und Kreislauferkrankungen wie Diabetes und Bluthochdruck. Es wird außerdem vermutet, dass das viele Cortisol dazu führen könnte, dass Nervenzellen absterben oder an Effizienz verlieren.

Daneben haben weitere organische Krankheiten das Potenzial, den

Ausbruch einer depressiven Symptomatik zu fördern oder auszulösen. So hat beispielsweise die Schilddrüse einen großen Einfluss auf die Stoffwechselvorgänge im Gehirn. Bei einer Überfunktion des Organs werden Hormone im Überfluss ausgeschüttet, was sich in Form von erhöhter Reizbarkeit, starker Angst und innerer Unruhe bemerkbar machen kann. Wenn hingegen eine Unterfunktion vorliegt und nicht ausreichend Hormone produziert werden, empfinden die Betroffenen vor allem eine Beeinträchtigung des Denkens und Antriebslosigkeit. Auch im Rahmen von chronischen Krankheiten wie Parkinson, Krebsleiden, Herz-Kreislauf-Erkrankungen und so weiter, kommt es, zum einen aufgrund der psychischen Daueranspannung und zum anderen wegen der Medikamente, in manchen Fällen zu Depressionen. Andersherum ist es ebenso möglich, dass die Depression die Entwicklung körperlicher Leiden dieser Art begünstigt oder den Krankheitsverlauf dieser negativ beeinflusst.

Bezüglich der Rolle von Medikamenten bei der Entstehung von Depressionen ist es für alle weiblichen Betroffenen wichtig, zu wissen, dass auch die Antibabypille ein gewisses Risiko mit sich bringt. Dass Stimmungsschwankungen und Libidoverlust bei vielen Frau als unerwünschte Wirkungen auftreten, ist bereits seit langer Zeit bekannt und in den meisten Beipackzetteln vermerkt. Doch im Januar 2019 hat das Bundesinstitut für Arzneimittel- und Medizinprodukte sogar Warnungen verfasst, die eine zunehmende Wahrscheinlichkeit von depressiven Erkrankungen und Suiziden durch die Einnahme hormoneller Verhütungsmittel beschreiben. In Dänemark wurde 2016 eine Studie durchgeführt, bei der über eine Million Mädchen und Frauen über einen Zeitraum von sechs Jahren begleitet wurden.

Die Wissenschaftler kamen zu dem Ergebnis, dass das Risiko einer Depression im Vergleich zu Nicht-Anwenderinnen der Antibabypille um ganze 40% erhöht ist. Ein Jahr später hat dieselbe Forschergruppe das Augenmerk auf Selbstmorde verlagert, wobei sie erschreckender Weise feststellen mussten, dass die Wahrscheinlichkeit eines Versuchs aufgrund von hormonellen Verhütungsmitteln etwa doppelt so hoch war, während die eines erfolgreichen Suizids sogar um das Dreifache stieg. Auffällig ist bei beiden Untersuchungen gewesen, dass vor allem das erste Anwendungsjahr große Gefahren birgt, weil der Körper schlichtweg Zeit braucht, um sich an die zugeführte Hormondosis anzupassen. Natürlich wirken sich auch andere Substanzen wie Alkohol, Cannabis oder weitere Drogen stark auf die Psyche aus, weswegen der Konsum oder eine Abhängigkeit den Ausbruch einer Depression ebenfalls begünstigen kann.

Schließlich sollen als Risikofaktoren noch bestimmte Lebensumstände beleuchtet werden, in denen vermehrt das Auftreten depressiver Erkrankungen beobachtet wurde. Erstens handelt es sich dabei um die graue Herbst- und Winterzeit, während denen das Wetter größtenteils dunkel und verregnet ist. Das Phänomen, das im Volksmund als "Winterdepression" bekannt ist, wird in Fachkreisen "saisonal bedingte Depression" genannt, sobald die depressive Symptomatik für mehr als zwei Wochen und ausschließlich zu einer bestimmten Jahreszeit vorhanden ist. In Deutschland sind davon schätzungsweise 80.000 Menschen betroffen. Aufgrund des mangelnden Tageslichts ist es kein Wunder, dass es bei manchen zu einer stark ausgeprägten Unlust und gedrückter Stimmung kommt, da vermehrt das Schlafhormon Melatonin freigesetzt wird. In den meisten Fällen verläuft die depressive Episode zwar etwas milder, doch die Betroffenen sind besonders stark von einem erhöhten Schlafbedürfnis und Heißhungerattacken geplagt.

Wie Sie bereits gelernt haben, können Depressionen auch in Zeiten des Lebens auftreten, die wir eigentlich mit Freude und Glückseligkeit assoziieren. Gleiches gilt für Schwangerschaften und nach dem Gebären eines Kindes. Während der Schwangerschaft spricht man von pränatalen Depressionen, welche mit übersteigerten Sorgen und Ängsten bezüglich der Entwicklung des Kindes sowie der bevorstehenden Mutterrolle einhergehen. Leider beanspruchen viele betroffene Frauen keine professionelle Hilfe, weil Schlafstörungen, sexueller Interessenverlust und emotionale Labilität als normale Reaktion der Erschöpfung verkannt werden. Außerdem ist das Eingeständnis mit sehr viel Scham behaftet, da die Mehrheit von einem erwartet, sich über die Schwangerschaft zu freuen. Es ist jedoch enorm wichtig, die Symptome ernst zu nehmen, nicht als persönliches Versagen zu werten und einen Arzt aufzusuchen, da die Depressionen unmittelbaren Einfluss auf den Fötus nehmen können und somit beispielsweise das Risiko einer Frühgeburt zunimmt. Eine Postpartum-Depression nach der Entbindung sollte nicht mit dem Baby-Blues verwechselt werden. Letzteren erleben mit etwa 50-80% aller neugewordenen Mütter die Mehrheit der Frauen in den ersten drei bis fünf Tagen postpartal.

Aufgrund der Hormonschwankungen befinden sich die Betroffenem zwar in einem Wechselbar der Gefühle, weinen viel und fühlen sich ausgelaugt, entscheiden ist jedoch, dass dabei auch Freude über das Neugeborene mitschwingt. Wenn diese Symptome länger andauern, liegt eine behandlungsbedürftige Wochenbettdepression vor. Sie kommt bei circa 10–15% der Mütter während des ersten Jahres nach der Geburt vor. Sehr charakteristisch sind Schwierigkeiten beim Stillen, Versagensängste, fehlende positive Gefühle für das eigene Kind und teilweise sogar zwanghafte Gedanken, die sich darum drehen, sich selbst oder dem Neugeborenen etwas anzutun. Verständlicher Weise ist dies mit sehr viel Scham verbunden, dennoch ist eine Therapie der einzige Ausweg und ist vor allem in speziellen Mutter-Kind-Abteilungen von Kliniken erfolgsversprechend.

Des Weiteren gibt es einige Besonderheiten beim Vorkommen von Depressionen im fortgeschrittenen Lebensalter zu beachten. Von den 70 bis 79 jährigen Bürgern sind circa 6% depressiv erkrankt. Die größte Gefahr liegt darin, dass die Symptome mit denen einer beginnenden Demenz oder Alzheimer-Erkrankung verwechselt werden. Da Schwierigkeiten der Konzentration und Auffassungsgabe verkannt werden könnten, muss unbedingt dahingehend differenziert werden, ob das Denken wirklich nur etwas verlangsamt ist, oder tatsächlich Desorientierung herrscht. Außerdem sollte genau erfragt werden, ob die Betroffenen die depressions-typische Unfähigkeit zur Freude, Gefühle der Aussichtslosigkeit oder vielleicht sogar damit einhergehende Suizidgedanken plagen. Das Risiko von Selbstmorden steigt mit zunehmenden Alter wohlgemerkt an, ganz besonders stark bei Männern. Ganze 35% aller Suizide werden von Menschen begangen, die das 65. Lebensjahr überschritten haben. In dieser Statistik sind sogenannte "stille Suizide" noch nicht einmal berücksichtigt worden, die beispielsweise durch Nahrungs- oder Medikamentenverweigerung geschehen.

Davon abgesehen, kann es auch deutlich schneller zu anderen Komplikationen kommen. Durch die Antriebslosigkeit und Gleichgültigkeit besteht zum Beispiel die Gefahr, dass es zu Bewegungseinschränkungen bis hin zum Abbau der Muskulatur und Bettlägerigkeit beziehungsweise Stürzen kommt, oder die Betroffenen aufgrund der Vernachlässigung einer ausreichenden Flüssigkeitszufuhr dehydrieren. Im Gegensatz zu jüngeren Patienten werden außerdem öfter Rückfälle beobachtet. Darüber hinaus ist es auffällig, dass bei älteren Depressiven meist gesundheitliche Beschwerden für ihren miserablen Zustand verantwortlich gemacht werden. Dazu gehören unter anderem Verdauungsprobleme und Schlafstörungen, aber auch bereits bestehende Vorerkrankungen. Währenddessen suchen Erwachsene die Ursache häufiger in ihrem stressigen Berufsleben. Generell ist es für die ältere Generation schwieriger, eine Depression als Krankheit wie prinzipiell jede körperliche anzuerkennen.

In jedem Alter ist es möglich, dass die körperlichen Beschwerden so stark im Vordergrund des Erlebens stehen, dass die Depression nicht auf Anhieb erkannt wird. Man spricht in diesem Fall von einer somatoformen Störung, was bedeutet, dass chronisch körperliche Symptome vorhanden sind, für die allerdings keine organischen Ursachen gefunden werden können. Dazu zählen beispielsweise Schmerzen, aber auch Herz-

und Atemprobleme. Erst durch gezieltes Nachfragen ist es den zuständigen Ärzten möglich, die depressive Erkrankung als Ursache ausfindig zu machen. Viele Patienten fühlen sich nach dieser Diagnose nicht ausreichend ernstgenommen, doch es bedeutet keinesfalls, dass angenommen wird, sie hätten sich die Symptome bloß eingebildet. Körper und Psyche stehen in einer unglaublich engen Verbindung zueinander und beeinflussen sich konstant gegenseitig. Im Rahmen einer Somatisierungsstörung hat sich die Depression einfach nur anders als gewöhnlich, und zwar in der körperlichen Art und Weise ausgedrückt. Sobald die depressive Erkrankung behandelt ist, klingen die somatischen Beschwerden ebenfalls ab.

Dieses Phänomen kommt vor allem bei Kinder und Jugendlichen vor, welche durchaus auch von Depressionen betroffen sein können. Zwar ist die Erkrankung im Vorschul- und Grundschulalter mit 1 bis 2% der Kinder recht selten, doch zwischen dem zwölften und 17. Lebensjahr wird die aktuelle Verbreitung bereits auf bis zu 10% geschätzt. In dieser Altersgruppe ist erneut besondere Vorsicht gefragt, da die Differenzierung zwischen einer behandlungsbedürftigen Depression und den normalen pubertären Entwicklungen recht schwierig fallen kann. Verhaltensauffälligkeiten wie eine Leistungsabnahme, Interessenverlust und morgendliche Unlust zur Schule zu gehen, sollten dementsprechend immer hinterfragt werden.

THERAPIEMÖGLICHKEITEN – JEDER SOLLTE SICH HELFEN LASSEN

Obwohl Sie selbst Ihren Gemütszustand in den beschriebenen Symptomen wieder zu erkennen meinen und die Krankheitsentstehung verstanden haben, ist die Wichtigkeit eines Arztbesuches keinesfalls zu unterschätzen. Dieser wird eine Depression nicht nur mit vollständiger Sicherheit diagnostizieren können und Sie über persönliche Fragen zum

Krankheitsbild aufklären, sondern leitet ebenfalls die nötigen Behandlungsschritte ein, damit sich Ihr Zustand wieder bessern wird. Die verschiedenen Therapiemöglichkeiten haben in den vergangenen Jahren enorme Fortschritte gemacht und versprechen eine wirklich gute Prognose, wenn die richtige Behandlung gefunden wird, die auf die individuellen Bedürfnisse des Patienten zugeschnitten ist. Denn trotz der erfreulichen Weiterentwicklungen ist der Prozess der Therapieplanung noch immer von Versuchen und Scheitern gekennzeichnet. Depressionen haben viele Gesichter, somit gibt es auch kein universelles Vorgehen, dass bei jedem gleich gut funktioniert. Sie werden natürlich auch ein Mitspracherecht bezüglich Ihrer Wünsche eingeräumt bekommen, sollten jedoch auch offen für unterschiedliche Ansätze sein und Ihrem behandelnden Arzt Vertrauen entgegen bringen. Grundsätzlich sind die wichtigsten und gewöhnlichsten Komponenten der Behandlung die Verschreibung von Arzneimitteln und Gesprächstherapie, welche den größten Effekt zeigen, wenn sie miteinander kombiniert werden. Beiden wird noch zu viel zu häufig mit Skepsis gegenüber getreten, wobei es sich um wissenschaftlich erwiesene und wirklich wertvolle Möglichkeiten der Besserung für depressive Patienten handelt.

Medikamentöse Behandlung

Für manche Patienten ist die Notwendigkeit der medikamentösen Behandlung nicht ersichtlich, da sie die Ursachen ihrer Depression in Problemen des Alltags vermuten, beispielsweise in der Partnerschaft oder im Berufsleben. Allerdings werden diese Schwierigkeiten in Wirklichkeit bloß durch die Krankheit überwältigender wahrgenommen. Antidepressiva greifen in den Hirnstoffwechsel ein, wobei das Ziel angestrebt wird, die Neurotransmitter wieder in Balance zu bringen. Da sich das Ungleichgewicht nicht auf einen einzigen Botenstoff zurückführen lässt, gibt es eine Vielfalt von Antidepressiva, die auf verschiedene Weise die Kommunikation zwischen den Nervenzellen wieder herstellen sollen.

So sorgen SSRI-Medikamente beispielsweise für einen Anstieg von Serotonin, indem verhindert wird, dass der Neurotransmitter in Reservespeicher transportiert wird und stattdessen in der Hirnflüssigkeit verbleibt. Sie haben vor allem einen stimmungsaufhellenden Effekt und sehr viel weniger Nebenwirkungen als ältere Antidepressiva. Manchmal kommt es aber zu Übelkeit, innerer Rastlosigkeit, Schlafstörungen oder Beeinträchtigungen von sexuellen Funktionen. Trizyklische Antidepressiva gehen bis in die 50er Jahre zurück und sind damit das älteste Arzneimittel gegen depressive Erkrankungen. Sie hemmen ebenfalls die Rückbeförderung in die unzugänglichen Speicher des Serotonins und zusätzlich auch von Noradrenalin.

Jedoch passiert im Zuge dessen das Gleiche mit Histamin und Acetylcholin, was zu ziemlich lästigen Nebenwirkungen führt. Dazu gehören Mundtrockenheit, Zittern, Müdigkeit, Verstopfungen und bei Patienten des fortgeschrittenen Alters auch Herzrhythmusstörungen, Probleme beim Urin lassen und Blutdruckschwankungen. Aus diesem Grund werden die Trizyklischen Antidepressiva nur noch in Ausnahmen verschrieben, falls die modernen Medikamente zu keiner Linderung der Symptome führen.

Dasselbe gilt für MAO-Antidepressiva, welche sehr ähnliche Begleiterscheinungen mit sich bringen. Deren Wirkungsweise besteht darin, das Enzym Monoaminooxidase bei dem Abbau von Serotonin und Noradrenalin zu hindern. Teilweise kommt es sogar vor, dass das Suizidrisiko zu Anfang der medikamentösen Behandlung steigt, weswegen eine regelmäßige Rücksprache mit dem Arzt dringend notwendig ist. Lassen Sie sich jedoch nicht von den genannten Nebenwirkungen abschrecken. Es gibt sowohl Patienten, die nur wenige Tage nach Beginn der Einnahme unerwünschte Effekte spüren, als auch andere, die gar nicht damit zu kämpfen haben. Falls Sie unter Nebenwirkungen leiden sollten, teilen Sie diese einfach umgehend dem behandelnden Arzt mit, sodass eine Reduktion der Dosis oder eine Umstellung auf ein anderes

Antidepressivum besprochen werden kann.

Da die Auswahl der verschiedenen Medikamente so groß ist, gelingt es in der Regel, ein gut verträgliches Mittel zu finden, das gleichzeitig die depressiven Symptome lindert. Somit ist dann eine gute Grundlage geschaffen, damit die Patienten sich wieder ausreichend um ihr Wohlergehen kümmern können. Antidepressiva sind zwar kein Wundermittel und reichen allein meist nicht aus, doch es wird wesentlich einfacher, wieder in einen geregelten Schlafrhythmus zu finden, sich wohlwollend zu ernähren, soziale Kontakte und Interessen zu pflegen, sowie in anderen Therapieangeboten mitzuarbeiten, sobald die erdrückende Hoffnungslosigkeit erst einmal überwunden ist. Es sollte jedoch nicht erwartet werden, dass die Symptome augenblicklich mit der ersten Einnahme abklingen. Normalerweise ist erst nach zwei bis acht Wochen eine Besserung bemerkbar. Außerdem sollten die Tabletten nicht unmittelbar nach dem Rückgang der Depression abgesetzt werden. Im Zuge dessen wäre das Risiko einer erneuten Episode extrem hoch.

Um dies zu vermeiden, wird empfohlen, die Antidepressiva bei Beschwerdefreiheit für mindestens sechs weitere Monate in der gleichen Dosis zu nutzen. Danach können sie in Absprache mit dem behandelnden Arzt Schritt für Schritt ausgeschlichen werden. Bei sehr schweren Depressionen, die immer wiederkehren, kann es sein, dass ein Antidepressivum nicht ausreicht und mehrere Arzneimittel gleichzeitig über Jahre hinweg genommen werden. Im Gegensatz dazu kann es bei leichten Depressionen, erstmaligen Episoden und besonders jungen Patienten sogar sein, dass der Arzt vorerst rät, auf die medikamentöse Behandlung zu verzichten.

Es ist außerdem möglich, insbesondere bei bipolaren Depressionen, dass zusätzlich stimmungsstabilisierende Medikamente wie Lithium, Valproinsäure oder Carbamazepin eingesetzt werden. Sie wirken direkt auf die Impulsweiterleitung im Gehirn ein, dürfen jedoch nicht bei bekannten Nieren- und Herzerkrankungen verwendet werden. Manchmal werden anfangs Beruhigungs- und Schlafmittel verschrieben, welche aufgrund der hohen Abhängigkeitsgefahr allerdings nur kurzfristig oder als Bedarfsmedikation verwendet werden dürfen. Im Falle einer Depression, die von Wahnvorstellungen begleitet ist, werden Neuroleptika verschrieben, die die psychotischen Symptome bekämpfen. B

ei leichten und mittelschweren Depressionen haben sich außerdem Johanniskrautpräparate erwiesen. Hier gilt es jedoch, Wechselwirkungen mit einigen anderen Arzneimitteln zu beachten, beispielsweise blutverdünnende und Epilepsie-Medikamente sowie der Antibabypille. Es kommt außerdem oft zu der Nebenwirkung, dass die Haut sehr empfindlich auf Sonneneinstrahlung reagiert und es schneller zu Sonnenbränden kommt. Bei allen Medikamentengruppen sollte unbedingt immer besprochen werden, ob in naher Zukunft ein Kinderwunsch besteht.

Psychotherapeutische Behandlung

Als am wirksamsten hat sich die pharmakologische Behandlung in Kombination mit einer Psychotherapie erwiesen. Die beiden Ansätze sind bei circa 70 bis 80% aller depressiven Patienten erfolgreich. Während Gesprächstherapie bei leichten Depressionen schon genügen kann, ist sie bei dem Großteil der mittelgradigen und schweren Depression mindestens genauso wichtig wie die Arzneimittel. Psychotherapie ist ein unglaublich wertvolles Werkzeug, um unbewusste Traumata aufzuarbeiten, gesünder denken zu lernen und besser mit stressigen Situationen umzugehen. Mit Sicherheit ist es aber nichts, wofür man sich schämen sollte. Im Grunde könnte jeder Mensch davon profitieren, eine neutrale und professionelle Person zu haben, mit der über alle Anliegen gesprochen werden darf, ohne dass man verurteilt wird oder sich Sorgen machen muss, dem Gegenüber zur Last zu fallen. Doch wie findet man überhaupt einen geeigneten Therapeuten und was kann man in der Behandlung genau erwarten?

Psychotherapie muss meist über mehrere Monate hinweg

durchgezogen werden und erfordert die Bereitschaft, bisherige Denk- und Verhaltensmuster ehrlich zu hinterfragen. Es ist wichtig, zu wissen, dass Mitarbeit und Geduld während des Prozesses gefragt sind. Doch die Mühe hat seinen Preis: Durch die Therapie können Depressionen auch auf langfristige Sicht überwunden und psychische Ausgeglichenheit erreicht werden. Grundsätzlich ist es möglich, einen Therapieplatz über den Hausarzt zu bekommen, der die Empfehlung für eine "Psychotherapeutische Sprechstunde" gibt und an einen Facharzt überweist.

Diese Sprechstunde ist sozusagen ein Erstgespräch, in dem geklärt wird, welche Behandlung für den Patienten Sinn ergeben würde. Außerdem ist es wichtig, zu klären, ob "die Chemie stimmt", da es von hoher Relevanz ist, dass man sich bei seinem Therapeuten wohl fühlt. Wenn das nicht der Fall ist, sollte sich nach einem anderen Spezialisten umgeschaut werden. Die Terminservicestellen der Kassenärztlichen Vereinigungen sowie örtliche Krankenkassen und Psychotherapie-Informationsdienste stellen die Adressen und Telefonnummern von Fachärzten bereit, sodass Sie selbst direkten Kontakt aufnehmen können. In der Regel gibt es festgelegte Telefonsprechzeiten, die dafür gedacht sind, Termine zu vereinbaren. Nach dem Erstgespräch und der Wahl eines geeigneten Therapieverfahrens folgen zwei bis vier Probesitzungen, während denen vor allem Fragen zur Prozedur geklärt werden können.

Da die verschiedenen Berufsbezeichnungen bei manchen Therapiesuchenden Verwirrung stiften können, werden diese Unklarheiten an dieser Stelle für Sie aus dem Weg geräumt. Psychiater beziehungsweise Fachärzte für Psychiatrie und Psychotherapie haben nach dem Medizinstudium eine mehrjährige Weiterbildung gemacht, um ganz gezielt ihr Wissen über psychiatrische Krankheitsbilder zu vertiefen. Sie dürfen sowohl Medikamente verschreiben, als auch Gesprächstherapien durchführen, welche in der Regel unter dem Ausdruck "ärztliche Psychotherapie" beworben werden. Bis zum Jahr 2003 gab es eine Facharztweiterbildung für Neurologie und Psychiatrie, weswegen es auch neurologische Therapeuten mit vertieften Kenntnissen über psychiatrische Krankheiten und Behandlungen dieser gibt. Darüber hinaus kann es sein, dass Sie auf einen der recht wenigen Fachärzte für Psychosomatische Medizin und Psychotherapie stoßen. Sie sind vor allem darauf spezialisiert, wenn die Depressionen sich stark in körperlichen Beschwerden kenntlich machen. Zuletzt wären da noch Psychologen oder psychologische Psychotherapeuten.

Diese haben Psychologie statt Medizin studiert und im Anschluss für drei bis fünf Jahre eine Weiterbildung zum Therapeuten gemacht. Sie können den Patienten jedoch weder krankschreiben noch Medikamente verordnen. Die meisten Krankenkassen übernehmen nach Antragstellung die Kosten für die Richtlinienverfahren einer Psychotherapie, wenn der jeweilige Therapeut eine kassenärztliche Zulassung besitzt und eine vorläufige Verdachtsdiagnose gestellt wurde. Zu den Richtlinienverfahren gehören die kognitive Verhaltenstherapie, analytische Psychotherapie und seit Neustem auch die tiefenpsychologisch fundierte Psychotherapie.

Die kognitive Verhaltenstherapie hat in Hinblick auf die Behandlung von Depressionen die fundiertesten Wirkungsnachweise und findet schon seit den 50er Jahren Anwendung. Zurückführen lässt sie sich auf die amerikanischen Psychiater Aaron Temkin Beck und Albert Ellis. Sie basiert auf den Annahmen der modernen Lerntheorie, was bedeutet, dass psychische Krankheiten als Konsequenz ungünstiger Lernerfahrungen betrachtet werden. Dementsprechend sollen durch die Gespräche und Übungen mit dem Therapeuten vorteilhaftere Verhaltensweisen erlernt werden. Ein Teil davon ist die sogenannte Psychoedukation, im Rahmen welcher Hintergrundwissen über das Krankheitsbild für den Patienten verständlich erläutert wird. Dadurch fällt es leichter, gemeinsam die negative Überzeugungen ausfindig zu machen, die ganz klar bloß ein Ausdruck der Depression sind. Doch auch über die Krankheit hinaus werden Denk- und Verhaltensmuster beleuchtet, die eher schädlich als nutzbringend sind. Außerdem gibt es natürlich immer Umdeutungen der Gedanken und es werden alternative Verhaltensweisen vermittelt, die dann so oft im Alltag und in therapeutischen Rollenspielen geübt werden, bis sie die ursprünglichen Muster ersetzen und zur neuen Normalität werden. Dabei kann es zum Beispiel darum gehen, wieder auf Menschen zuzugehen, eine sinnvolle Wochenplanung für die Tagesstruktur zu entwickeln, die eigenen Bedürfnisse besser zu spüren oder freundlich und gleichzeitig bestimmt Grenzen gegenüber anderen zu setzen. Grundsätzlich wird immer das Ziel verfolgt, die Fähigkeiten anzulernen, die nötig sind, um schöne Erfahrungen zu sammeln und Freude zurück ins Leben zu bringen. Bei Rückschlägen gilt es, nicht den Kopf in den Sand zu stecken, sondern gerade dort mit dem Therapeuten anzuknüpfen, um die eigenen Automatismen in Zukunft noch besser durchschauen zu können.

Das Merkmal der kognitiven Verhaltenstherapie ist, dass sie sich größtenteils auf die aktuelle Lebenslage bezieht, statt allzu viel in der Vergangenheit zu wühlen. Normalerweise werden die 60 bis 80 Sitzungen auf etwa ein bis zwei Termine pro Woche verteilt. Es gibt jedoch auch eine Kurzzeittherapie, die mit circa 24 Stunden deutlich kompakter gehalten ist. Verhaltenstherapie ist wohl in Einzel- als auch in Gruppen-Settings denkbar, wobei sich letztere insbesondere bei Depressionen in Folge von chronischen Krankheiten oder Trauerfällen durchgesetzt haben.

Bei der Psychoanalytischen Therapie liegt die Priorität hingegen weniger auf der Linderung der Symptome, sondern zunächst einmal auf dem Finden der Ursachen. Daher wird das Augenmerk deutlich stärker auf vergangene Erlebnisse gelegt, logischerweise vor allem auf erfahrene Konflikte und Traumata. Dazu gehören beispielsweise ungesunde Beziehungsmuster in der frühen Kindheit, die vielen Patienten noch nicht einmal bewusst gewesen sind und mithilfe des Therapeuten aufgearbeitet werden müssen, um die alten Narben nicht mehr mit sich herumzutragen. Begründet wurde das Konzept bereits 1890 von dem bekannten Hirnforscher Sigmund Freud. Die Psychoanalyse basiert auf seiner Theorie, dass die Durchschnittsperson sich selbst nicht gut genug kennt, um zu verstehen, warum tatsächlich gehandelt, gedacht und gefühlt wird, wie gehandelt, gedacht und gefühlt wird. Freud vermutete, dass wir gegenüber unserem triebhaften Unterbewusstsein viel zu wenig Kontrolle über unsere Entscheidungen haben. Solange wir uns diesen unbewussten Anteilen unserer Selbst nicht stellen und sie weiter verdrängen, so würden wir immer wieder den gleichen Problemen in unserem Leben begegnen.

Bis in die 70er Jahre existierte neben der Psychoanalyse keine weitere beschriebene Therapieform für seelische Erkrankungen. Als dann jedoch die Kognitive Verhaltenstherapie und andere Behandlungsansätze formuliert wurden, die schnellere Wirksamkeit und messbare Abnahmen der Symptome zeigten, wurde die Psychoanalyse für eine lange Zeit verdrängt. Man hielt sie für veraltet und nicht wissenschaftlich fundiert genug. Doch nun erlebt die Therapieform ein Comeback, da nach und nach mehr Langzeitstudien veröffentlicht werden, die überraschend positive Ergebnisse liefern. Eine Untersuchung der Technischen Universität in München fand zum Beispiel heraus, dass es depressiven Patienten nach drei Jahren Psychoanalyse deutlich besser ging als nach drei Jahren Kognitiver Verhaltenstherapie.

An der Universität Innsbruck konnten die Veränderungen sogar mithilfe bildgebender Verfahren organisch nachgewiesen werden, da sich die Hirnbilder über die Monate zunehmend denen der gesunden Kontrollgruppe anglichen. Der entscheidendste Aspekt, zu dem international bereits etliche Forscher gekommen sind, ist anscheinend die herausragende Nachhaltigkeit der psychoanalytischen Therapie. Während nach Kurzzeittherapien noch immer sehr hohe Rückfallquoten oder sogar Chronifizierungen der Depression beobachtet werden, scheint die Psychoanalyse genau dem erfolgreich vorzubeugen. Bisher ist

Deutschland noch das einzige Land der Welt, in dem das Therapieverfahren von den Krankenkassen übernommen wird. Von den 300 möglichen Sitzungen zahlen sie in der Regel bis zu 240 Stunden. Für gewöhnlich werden zwei bis drei Stunde pro Woche gemeinsam gearbeitet, wobei der Patient häufig liegt statt sitzt. Es wird weniger nach einem Konzept oder auf ein bestimmtes Ziel hingearbeitet. Stattdessen hört der Therapeut eher urteilsfrei zu und macht während des Monologs des Patienten gelegentlich auf Parallelen zwischen vergangenen und aktuellen Situationen aufmerksam. Ziel ist immer die Selbsterkenntnis des Betroffenen, die dann zu einem korrigierten Selbstbild und Verhalten führt. Als gelungen gilt die Therapie, wenn die zentralen inneren Konflikte, die herausgearbeitet wurden, im Alltag in ähnlicher Form vorkommen, aber nicht mit depressiven Symptomen reagiert wird.

Der tiefenpsychologische Therapieansatz ist sozusagen eine Weiterentwicklung der Psychoanalyse. Der Fokus liegt jedoch deutlich mehr auf gegenwärtigen Konflikten als den Ursprüngen der frühen Vergangenheit. Außerdem ist der Verlauf wesentlich zielorientierter, wodurch der Behandlungszeitraum mit 50 bis 100 Stunden um einiges kürzer ist. Noch rasanter ist die moderne Interpersonelle Therapie, welche speziell für die Behandlung unipolarer Depressionen entwickelt worden ist. In nur zwölf bis 20 Sitzungen sollen die krankheitsfördernden Faktoren des Lebens identifiziert und gelöst werden. Dabei kann es zum Beispiel um Trauer, Rollenwechsel oder Einsamkeit gehen, die als hauptsächlicher Auslöser der Depression verstanden werden. Der Ansatz wird auch "zwischenmenschliche" Therapie genannt und insbesondere ältere Patienten scheinen von ihm zu profitieren, können jedoch noch nicht die finanzielle Unterstützung der Krankenkassen in Anspruch nehmen.

Bisher war lediglich die Rede von ambulanten Therapieformen. Manchmal ist es aber sinnvoll, die Behandlung in einer stationären Einrichtung stattfinden zu lassen. Dies ist vor allem bei schweren Depressionen oder akuter Suizidgefahr der Fall. Auch, wenn ambulant keine

Besserungen festzustellen sind oder sehr schwerwiegende soziale beziehungsweise körperliche Probleme bestehen, ist ein Klinikaufenthalt durchaus empfehlenswert. Entweder werden Patienten von ihren Haus- oder Fachärzten an eine psychiatrische beziehungsweise psychosomatische Klinik überwiesen oder Betroffene wenden sich direkt an die Klinik. Bei potentieller Lebensgefahr für den Patienten selbst oder andere ist es außerdem möglich, dass die Einweisung mit einem richterlichen Beschluss gegen den eigenen Willen vorgenommen wird.

Neben der medikamentösen und psychotherapeutischen Behandlung bieten psychiatrische Klinikabteilungen meist ein vielfältiges Angebot weiterer Hilfeleistungen. Dabei wirken Berufsgruppen wie Ergo-, Kunst-, Musik- und Bewegungstherapeuten mit, aber auch Sozialarbeiter, die beispielsweise bei der Bewältigung beruflicher und finanzieller Angelegenheiten zur Seite stehen. Der große Vorteil eines Klinikaufenthalts ist die intensive Begleitung bei der Rückkehr zu einer Tagesstruktur ohne, dass großer Druck ausgeübt wird oder die belastenden Sorgen und Lasten des Alltags zu präsent sind. In der Regel fühlen sich die meisten Patienten nach einer Eingewöhnungszeit sehr wohl und wissen es wertzuschätzen, rund um die Uhr professionelle Ansprechpartner zu haben, die sich wirklich um das eigene Wohlergehen kümmern.

Dass eine Psychiatrie keineswegs mit den Darstellungen einer Irrenanstalt in dramatischen Horrorfilmen zu vergleichen ist, sondern ein Ort der Wertschätzung und Heilungschance, wird sehr schnell deutlich. Die Behandlung dauert meist mehrere Wochen und kann abschließend noch durch einen sanfteren Übergang zurück in den Alltag in einer Tagesklinik abgerundet werden. Diese Einrichtungen bieten eine teilstationäre Behandlung oder Fortsetzung dieser an, bei der die Patienten zwar zu Hause schlafen und das Wochenende verbringen, aber montags bis freitags den Tag über in der Klinik verbringen. So ist bereits mehr Eigenverantwortung gefragt ohne, dass es zu Überforderungen kommt und die Tagesstruktur wird durch die etlichen Beschäftigungs- und

Therapieangebote weiterhin gewährleistet.

Alternative antidepressive Behandlungsmöglichkeiten

Neben den gängigsten Verfahren gibt es zusätzliche Therapiemöglichkeiten, die Symptome verbessern und die Lebensqualität steigern können. Dazu zählt auch die Lichttherapie, welche vor allem bei saisonal bedingten Depressionen zur Unterstützung der medikamentösen und therapeutischen Verfahren zum Einsatz kommen. Patienten, die bereits wiederkehrende Episoden zu Beginn der kalten Jahreszeit erlebt haben, beginnen teilweise schon im Oktober vorbeugend mit der Lichttherapie.

Dabei werden die Betroffenen maximal eine Woche lang täglich für 30 bis 40 Minuten mit einer Lichtquelle bestrahlt. Diese soll bei circa 10.000 Lux sozusagen das Sonnenlicht imitieren, welches über die Netzhaut im Auge und den Sehnerv zu einer gesteigerten Produktion der Botenstoffe im Gehirn führt. Allerdings ist es in den meisten Fällen sinnvoll, die Sitzung nicht nach 12 Uhr mittags durchzuführen, da die freigesetzten Hormone sonst Schlafprobleme mit sich bringen könnten. Auch bei manchen Medikamenten ist eine Lichttherapie kontraindiziert. Da die Krankenkassen dieses Verfahren bisher meist nicht bezahlen, müssen die Kosten von etwa 1000 Euro oft selbst geleistet werden.

Darüber hinaus hat sich für viele Depressive der therapeutische Schlafentzug als hilfreich herausgestellt. Dabei sollen Betroffene zwei- bis dreimal wöchentlich eine ganze Nacht oder die zweite Hälfte, etwa ab ein Uhr, bewusst nicht schlafen. Auch am nächsten Tag wird gefordert, wach zu bleiben. Ganze 60% der Patienten erleben in den frühen Morgenstunden eine plötzliche Stimmungs- und Antriebssteigerung. Zwar hält dies in der Regel nur kurzfristig an, doch die Erfahrung, das erste Mal seit Langem wieder Freude zu empfinden, bewirkt eine hoffnungsvollere Haltung, die entscheidend für den Behandlungsverlauf ist. Dieses Vorgehen wird vor allem bei Patienten mit starken Morgentiefs oder Schlafstörungen als therapiebegleitende Maßnahme verordnet.

Zwar findet es häufig stationär statt, wird jedoch nach etwas Erfahrung bei Bedarf auch zu Hause von dem ein oder anderem depressiv Erkrankten durchgeführt.

Ausschließlich werden bei sehr schweren und chronisch verlaufenden Depressionen, die nicht auf die herkömmlichen Behandlungen anschlagen, etwas seltenere Methoden gewählt. Dazu zählt beispielsweise die Elektrokrampftherapie. Im Rahmen dieser wird das Gehirn für etwa 20 bis 30 Sekunden gezielt mit geringer Stromstärke in den Zustand eines epileptischen Krampfanfalls versetzt. Damit die restliche Muskulatur nicht krampft, werden währenddessen muskelentspannende Medikamente sowie Narkotika und Sauerstoff verabreicht. Neben den Effekten der Vollnarkose stellen temporäre Gedächtnisstörungen eine weitere Nebenwirkung dar. Für den Großteil der Patienten ist dies jedoch im Vergleich zu jahrelang scheiternden Therapieversuchen erträglich. Normalerweise werden neun bis zwölf Sitzungen innerhalb von drei Wochen gehalten. Der Wirkmechanismus der Elektrokrampftherapie ist nicht vollständig bekannt, es wird aber vermutet, dass die relevanten Neurotransmitter in enormen Mengen ausgeschüttet werden. Entgegen den Erwartungen sterben Nervenzellen nicht ab, sondern werden sogar neu gebildet. Der große Vorteil dieser Behandlung ist die schnelle Besserung, welche dennoch mit vorbeugender Medikation erhalten werden sollte.

Patienten, bei denen selbst dieser letzte Therapieversuch fehlschlug, galten lange Zeit als behandlungsresistent. Zwar existierte ein weiteres Verfahren, bei dem operativ die vom Stirnlappen zum Hirnzentrum führenden Nervenverbindungen durchtrennt werden, damit sich neue Bahnen bilden würden. Doch das Vorgehen namens Lobotomie ist bis heute sehr umstritten. Zwar seien manche Patienten nach der Operation "pflegeleichter", gleichzeitig jedoch nahezu vollständig teilnahmelos. Doch nun gibt es neue Hoffnung für depressiv Erkrankte, denen bisher nicht mehr geholfen werden konnte. Die Rede ist hier von der tiefen Hirnstimulation, für welche die Universitätskliniken in Freiburg und Bonn zu vielversprechenden Ergebnissen kamen. Mittels der Implantation zweier Elektroden wird das Hirnareal aktiviert, das für die Wahrnehmung von Freude und Motivation zuständig ist. Von den 16 Versuchsteilnehmern, die bis dato von Ärzten als behandlungsresistent eingestuft worden sind, konnte die Schwere der Depressionen bereits nach einer Woche halbiert werden. Bei 50% der chronisch depressiv Erkrankten sanken die krankheitsdefinierenden Werte sogar unter die Grenze, ab der Behandlungsbedarf besteht. Besonders erfreulich sei auch die Tatsache, dass dieser Erfolg von Dauer wäre. Bisher konnten nur wenige Nebenwirkungen, wie temporäre Seheinschränkungen festgestellt werden, doch bis das Verfahren eine internationale Zulassung erhält, bedarf es noch vieler weiterer Studien mit deutlich mehr Probanden.

Rezidivprophylaxe – Stabilität und Lebensfreude im Alltag zurückgewinnen

Trotz der umfangreichen Therapieangebote zeigen klinische Forschungen ein Wiederkehren der Depression in erstaunlichen 70% der Fälle. Es ist umso wichtiger, nach der Akutbehandlung und vorzeitiger Besserung nicht von ewiger Heilung auszugehen. Stattdessen sollten Sie sich des hohen Risikos bewusst sein und die die Bedeutung rückfallvorbeugender Maßnahmen ernst nehmen, um die Wahrscheinlichkeit zu erhöhen, gesund zu bleiben. Bezüglich der Medikamente sollte dringlichst auf die regelmäßige Einnahme geachtet werden. Dazu gehört ebenfalls die bereits erwähnte Erhaltungstherapie, die voraussetzt, dass Antidepressiva selbst nach Rückgang der Beschwerden für mehrere Monate in gleichbleibender Dosis eingenommen und nur in Absprache mit dem Arzt reduziert werden sollten.

Dabei sollte unbedingt darauf geachtet werden, dass keine vorhersehbaren Überforderungs- oder Belastungssituationen nahen. Auch die Verfügbarkeit von Bedarfsmedikation bei starker Unruhe oder Schlafstörungen kann hilfreich sein, um den Ausbruch einer erneuten Episode zu vermeiden. Zahlreiche Studien weisen außerdem auf die Notwendigkeit hin, Psychotherapien möglichst über die Akutphase hinaus weiterhin wahrzunehmen. Doch vor allem sind Sie gefragt, Maßnahmen zu ergreifen, die von medizinischer Seite aus vielleicht gar nicht verordnet worden sind. Es bietet sich trotzdem an, die Ansätze mit dem zuständigen Therapeuten durchzusprechen. Dieser kann Sie wahrscheinlich auch dahingehend beraten, in welchen Lebensbereichen Sie Veränderungen vorzunehmen haben. Außerdem ist es ratsam, die Schwierigkeiten und Fortschritte zu besprechen, denen Sie bei der Umsetzung begegnen.

In diesem Kapitel werden Ihnen die verschiedensten Möglichkeiten vorgestellt, um selbst aktiv zu werden und den Heilungsverlauf positiv zu unterstützen. Womöglich mag so manch ein Vorschlag auf den ersten Blick zu simpel oder unmöglich machbar scheinen. Doch versuchen Sie, so vielen wie möglich eine Chance zu geben. Statt Verpflichtung sollen die folgenden Aspekte Ihnen viel eher Inspiration bieten. Im nächsten Schritt liegt es an Ihnen selbst, welche Vorgehen Sie für besonders sinnvoll halten. Reflektieren Sie immer ehrlich, inwiefern Ihnen die Durchführung gut tut und weiterhilft, da zusätzliche Überforderung dann doch eher kontraproduktiv wäre.

Und behalten Sie ebenso im Hinterkopf, dass Menschen sich nicht über Nacht ändern, sondern Gewohnheitstiere sind. Es hat einige Zeit gedauert, bis Sie die depressiven Symptome entwickelt haben. Erwarten Sie also nicht, diese von jetzt auf gleich überwinden zu können. Nach einem Beinbruch würden Sie schließlich auch nicht direkt nach der Operation einen Marathon laufen. Sie sind noch immer in der Genesungsphase. Diese ist ein zeitkonsumierender Prozess und es mag sich an manchen Tagen unglaublich anstrengend anfühlen, einen weiteren Schritt Richtung Heilung zu gehen. Jedoch wird sich schon bald das Gefühl in Ihnen ausbreiten, genügend Kompetenz und Kraft zum Leben zurückerlangt zu haben, sobald die richtigen Mittel und Wege gefunden sind.

RICHTIG RUHEN, UM ERHOLT ZU WACHEN – EINE GESUNDE SCHLAFHYGIENE UND ENTSPANNUNGSRITUALE

Dass ein therapeutischer Schlafentzug die Stimmung depressiv Erkrankter kurzzeitig aufhellen kann, wurde bereits thematisiert. Abgesehen davon sollte allerdings eher ein gesunder Schlafrhythmus angestrebt werden, der ungefähr sechs bis acht Stunden täglicher Nachtruhe umfasst. Sowohl weniger als auch mehr Schlaf können depressive Symptome verstärken oder wieder zurückkehren lassen. Auch das Risiko anderer Krankheiten wie Bluthochdruck, Herzinfarkte oder Demenz wird durch Schlafstörungen begünstigt, insbesondere durch ein Schlafdefizit.

Zwar sind Depressionen von einem ständigen Erschöpfungsgefühl gekennzeichnet, doch darauf mit mehr Schlummerphasen zu reagieren, führt meistens nur zu einem unkontrollierbaren Teufelskreis aus mehr Müdigkeit und miesen Schuldgefühlen. Um gegen die Tagesmüdigkeit vorzugehen und nachts in einen erholsamen Schlaf fallen zu können, sollten Sie weitestgehend auf Nickerchen während des Tages verzichten. Wenn es doch mal sein muss, sollten 30 Minuten nicht überschritten werden. Darüber hinaus ist es sinnvoll, auch die Minuten oder Stunden, die wachend im Bett verbracht werden, im Blick zu behalten und auf ein Minimum zu beschränken.

Vielleicht halten sie trotz unangenehmer Einblicke einfach mal fest, wie lange Sie sich täglich unter der Decke verkriechen und im gleichen Zuge, wie es sich danach mit ihrer Stimmungslage verhält. Das kann schriftlich oder mit Apps wie “Sleep Cycle”, “Sleep Better” und “PrimeNap” erfolgen. Ihnen sollte dann auf jeden Fall auffallen, dass die vermeintliche Erholung in Wirklichkeit eher kontraproduktiv ist. Experten empfehlen sogar, das Bett streng genommen nur zum Schlafen und für den Geschlechtsverkehr aufzusuchen. Das wird mit einem psychologischen Effekt begründet, bei welchem es zu negativen Assoziationen mit dem Schlafplatz kommt.

Das bedeutet beispielsweise, dass Streitereien oder langes Weinen zur Folge haben könnten, dass Sie sich unbewusst automatisch angespannt in Ihrem Bett fühlen und nicht zur Ruhe kommen können, wenn es eigentlich Zeit zum Schlafen wäre. Aus demselben Grund ist es empfehlenswert, das Bett zu verlassen, sobald das Einschlafen unmöglich scheint. Besser ist es, aufzustehen und sich erst wieder hinlegen, wenn

Sie sich müde genug fühlen. Andernfalls kann es bei dem Kampf gegen die Signale des Körpers zu einer gelernten Schlafstörung führen, durch die sich ständige Angst vor einem Schlafmangel oder schlaflosen Nächten einstellt. Natürlich dürfen Sie die Bettaufenthalte mithilfe der Dokumentation schrittweise, dafür aber konsequent, statt auf einen Schlag verkürzen. So herausfordernd das zu Beginn auch sein mag, letztendlich ist es der einzige Weg, um den Kreislauf zu durchbrechen.

Viele depressiv Erkrankte leiden außerdem an Ein- und Durchschlafstörungen, was die ständige Tagesmüdigkeit und unüberwindbare Morgentiefs fördert. Schließlich sind die Stunden der tiefen Entspannung dafür vorgesehen, dass der Körper sich regenerieren kann und neue Kräfte für den bevorstehenden Tag schöpft. Und auch die Psyche erholt sich während einem qualitativen Schlaf. All die aufgenommenen Reize des Tages werden während der Nachtruhe verarbeitet und das Gedächtnis wird gestärkt. Wenn Sie erst nach langem Hin- und Herwälzen einschlafen und dann noch mehrmals in der Nacht aufwachen, sind diese Vorgänge nicht zureichend umsetzbar.

Es ist also durchaus nachzuvollziehen, dass man sich nach einem oberflächlichen Schlaf voller Unterbrechungen eher durcheinander, gereizt und nicht gewappnet für einen neuen Tag fühlt. Um die besten Voraussetzungen für einen tiefen Schlaf voller körperlicher und geistiger Kräftigung zu schaffen, sollten Sie sich ein paar alte Gewohnheiten abtrainieren und neue erlernen. Dazu gehört zum einen, sich möglichst immer zur gleichen Zeit zur Ruhe zu legen. Dadurch stellt sich der zirkadiane Rhythmus schon auf das Schlafen ein.

Darunter versteht man sozusagen die innere Uhr des Körpers, welche dafür verantwortlich ist, alle Funktionen sinngemäß über die Zeitspanne von 24 Stunden zu verteilen. Sowohl Wachen und Schlafen als auch das seelische Befinden, die Hormonproduktion und Temperaturregulation werden darüber gesteuert. Natürlich ist es nicht allen möglich, zu regelmäßigen Zeiten zu schlafen. Insbesondere Berufstätige im

Schichtdienst müssen immer wieder gegen die innere Uhr ankämpfen. Falls Sie davon betroffen sind, könnte es Sinn machen, mit Ihrem Arbeitgeber zu besprechen, ob die Möglichkeit einheitlicher Arbeitszeiten besteht. Andernfalls werden die folgenden Maßnahmen zur Schlafhygiene umso wichtiger, um trotz wechselnder Bettzeiten keine Probleme zu bekommen. Hauptsächlich wird der zirkadiane Rhythmus von dem Schlafhormon Melatonin beeinflusst.

Erinnern Sie sich an die Entstehung der saisonal bedingten Depressionen? Richtig, bei mangelndem Lichteinfall auf die Netzhaut wird das Hormon vermehrt produziert und es kommt zu Antriebsschwäche. Bezogen auf leichteres Einschlafen können Sie sich dieses Phänomen zu Nutze machen. Und zwar hemmen vor allem blaue Lichtwellen die Produktion von Melatonin. Diese gehen unter anderem von LED-Lampen aus. Sie sollten sich also bereits vor dem Schlafengehen in einer möglichst abgedunkelten Umgebung aufhalten. Schlaffördernd wirkt zum Beispiel gedimmtes Rotlicht, aber auch Kerzen oder Halogen- beziehungsweise Weißlicht-Lichterketten sorgen im Gegensatz zu voller Beleuchtung für Gemütlichkeit und Entspannung. Möglicherweise helfen Ihnen auch Blackout-Verhänge, wenn selbst in der Nacht viel Licht von außen in Ihr Schlafzimmer fällt.

Allerdings sind Bildschirme heutzutage die größten Übeltäter bezüglich der blauen Lichtwellen. Sowohl die Nutzung von Handys, als auch Tablets, Computern und Fernsehern blockieren die Ausschüttung von Melatonin ungemein. Trotzdem nehmen zahlreiche Personen das Smartphone mit ins Bett oder lassen den Schlafzimmerfernseher laufen, sodass der Blick auf einen Bildschirm die letzte Tätigkeit vor dem Schlafen ist. Falls Sie auch dazu gehören, sollten Sie dies dringlichst ändern, um leichter in das Land der Träume zu gleiten. Auch der Griff nach dem Handy, falls Sie Problemen beim Einschlafen begegnen, sollte vermieden werden.

Am besten beenden Sie die Nutzung jeglicher elektronischer Geräte eine Stunde vor Schlafenszeit. Denn die Lichtwellen der Displays sind nicht die einzige Gefahr. Wie soll das Nervensystem schon in den Ruhemodus übergehen, wenn es weiterhin mit Reizen überströmt wird? Viel eher bietet es sich an, die letzte Stunde am Abend zu nutzen, um Erlebtes zu reflektieren und den Tag entspannt ausklingen zu lassen. Vielleicht hilft es Ihnen, die Gedanken, die Ihnen noch im Kopf herumschwirren, zu Papier zu bringen. Oder sie entwickeln eine Abendroutine, in der Sie verschiedene der folgenden Entspannungstechniken ausprobieren. Sie sind nicht nur ein prima Sprungbrett, um friedlicher in einen tiefen Schlaf zu finden, sondern können auch tagsüber durchgeführt werden, um in der Alltagshektik zu entschleunigen und Stress abzubauen. Schließlich berichten Menschen mit depressiven Erkrankungen oftmals, selbst in einer ruhigen Minute innere Rastlosigkeit und herunterziehende Gedankengänge zu erleben. Statt "passivem" Entspannen vor dem Fernseher, bei dem die ursprünglichen Sorgen meist nicht losgelassen werden, sollten Sie lernen, wie Sie aktiv und bewusst entspannen. Zwar lösen sich die Probleme dadurch nicht in Luft aus, doch eine Auszeit von den kreisenden Gedanken hilft, zu erkennen, dass die Belastungen meist gar nicht so groß sind, wie sie erscheinen. Und in neuer Frische lassen die Herausforderungen sich gleich viel gelassener angehen.

Progressive Muskelentspannung

Eine dieser Techniken ist dem amerikanischen Arzt Edmund Jacobsen zu verdanken. Sie nennt sich "Progressive Muskelentspannung" oder "PMR" in der Kurzform. Dabei handelt es sich um eine gedankliche Reise durch die Körperregionen, um Verspannungen ausfindig zu machen und im nächsten Schritt aufzulösen. Besonders für depressiv Erkrankte eignet sich dieser Body-Scan so gut, da das Gespür für den eigenen Körper oft verloren geht und die Bedürfnisse dessen ebenfalls nicht mehr richtig wahrgenommen werden können. Im Prinzip werden bei der PMR einfach alle Muskeleinheiten des Körpers der Reihe nach für circa sechs

Sekunden angespannt, worauf jeweils 20 Sekunden Entspannung folgen. Die Abnahme des Muskeltonus überträgt sich automatisch auf Anspannungen des Geistes, sodass ein ausgeglichener Gesamtzustand erreicht wird. Am besten lässt sich die Übung im Liegen ausführen. Insgesamt sollten Sie circa 20-30 Minuten für eine Einheit einplanen. Begonnen wird mit der rechten Hand und dem rechten Arm. Anschließend sind die linke Hand und der linke Arm an der Reihe.

Es folgen Ihr Gesicht, Nacken, Rücken und Bauch, bevor Sie zu dem rechten Bein, dem rechten Fuß und schließlich zum linken Bein und linken Fuß übergehen. In der Regel bedarf es nur einigen Durchgängen, bis Sie das Verfahren drauf haben. Obwohl es so simpel ist, ist es total effektiv und für viele eine so große Bereicherung, dass das Konzept sogar in Kliniken verwendet wird. Anscheinend wird die Körperwahrnehmung sogar dahingehend gestärkt, dass An- und Entspannungszustände auch im Alltag schneller erkannt und reduziert werden können. Die Krankenkassen Deutschlands bieten regelmäßig Kurse zur Progressiven Muskelentspannung an. Daneben stellen die AOK und TK-Krankenkasse kostenlose Anleitungen auf deren Homepages zur Verfügung. Auch auf Y-ouTube lassen sich jede Menge PMR-Übungen zum Mitmachen finden.

Autogenes Training

Eine ähnliche Methode wäre das "Autogene Training", welches in den 30er Jahren von dem Psychiater Johannes Schultz aus Berlin entwickelt wurde. Es ist zwar etwas weniger erforscht und mühseliger zu erlernen, bietet jedoch die optimale Steigerungsmöglichkeit, wenn Sie mit der PMR bereits vertraut sind. Beim Autogenen Training soll die Wahrnehmung des Körpers dahingehend geschult werden, ihn in einen entspannten Zustand zu bringen. Dies geschieht sozusagen durch Selbsthypnose, welche auf der Beeinflussung des Unterbewusstseins mithilfe von gedachten Sätzen und der Vorstellungskraft basiert. Alternativ zum Liegen kann eine spezielle Sitzposition namens "Droschkenkutscher-Haltung" eingenommen werden. Dabei würden Sie sich mit den Ellenbogen auf den Oberschenkeln abstützen, um den Rücken zu entlasten und das Atmen zu erleichtern. Der Kopf kann entweder auf die Brust fallen gelassen oder gegen eine Stuhllehne beziehungsweise Wand angelehnt werden. Wichtig ist vor allem, dass Sie es bequem haben und sich wohlfühlen. Sobald die richtige Position gefunden ist, werden bestimmte Aussagen etwa vier bis sechs Mal langsam und konzentriert in den Gedanken wiederholt. Entweder lassen Sie sich die Sätze über Audio- oder Videodateien vorgeben oder Sie übernehmen die Führung selbst wie folgt:

- Bringen Sie die Gedanken mit Worten wie "Jetzt kann nichts mehr meine Entspannung stören" zur Ruhe und geben Sie sich einen Moment Zeit, um in der Situation anzukommen.

- Das eigentliche Training kann danach mit beruhigenden Schwere-Übungen eingeleitet werden. Dafür würden Sie gedanklich Formeln wie "Mein linkes Bein ist ganz schwer" wiederholen.

- Als Nächstes sind Wärmeübungen an der Reihe, die ebenfalls beruhigend sind und sogar nachweislich die Blutgefäße erweitern. Aussagen wie "Das linke Bein ist ganz warm" eignen sich zur Durchführung dessen. Zusätzlich können Sie sich vorstellen, wie ein warmes Licht die jeweiligen Körperregionen durchwandert.

- Es folgen Herzübungen, bei denen einzig und allein durch die Macht der Gedanken die Herzfrequenz verlangsamt wird. Nutzen Sie hierfür einfach einen Satz wie "Mein Herz schlägt ganz ruhig" während Sie sich auf das Pochen in der Brust konzentrieren.

- Dasselbe Prinzip funktioniert auch für die Atmung. Im Rahmen der Atemübungen würden Sie dementsprechend die Worte "Meine Atmung ist ruhig und gleichmäßig" im inneren Geiste wiederholen.

- Des Weiteren gibt es Sonnengeflechts-Übungen, um die alle an der

Verdauung beteiligten Organe zu entspannen. Geeignet sind Formeln wie "Mein Leib wird strömend warm".

• Für einen klaren Kopf sollen die Kopfübungen sorgen. Im Rahmen dieser werden Aussagen wie "Meine Stirn ist angenehm kühl" verwendet.

• Zum Schluss liegt es nahe, noch eine Weile in dem wohligen Zustand zu verweilen. Abgeschlossen werden kann die Trainingseinheit mit den Gedanken "Tief Luft holen und Augen auf". Anstatt hektisch aufzuspringen, sollte angestrebt werden, den inneren Frieden möglichst lange zu wahren und mit in die anschließenden Tätigkeiten zu nehmen.

Hypnose

Alternativ zum Autogenen Training können selbstverständlich auch andere hypnotische Audiodateien angehört werden, die vielleicht sogar extra zum Einschlafen oder Entspannen gedacht sind. Generell ist bekannt, dass Hypnosen das Nervensystem effektiv beruhigen, die Herz- und Atemfrequenz senken und den Abbau des Stresshormons Cortisol anregen. Auch weniger professionellere Trancereisen eignen sich hervorragend, um abzuschalten und den Tag hinter sich zu lassen. Dazu zählen beispielsweise Hörbücher, aber auch imaginative Übungen wie Traum- und Phantasiereisen. In der Regel werden Sie dabei dazu angeleitet, sich einen paradiesischen Wohlfühlort auszumalen, an dem Sie sich von belastenden Gedanken und Emotionen distanzieren können. Das hat vielleicht etwas von Gute-Nacht-Geschichten für Kinder, doch seit wann dürfen Erwachsene nicht mehr wie ein Baby schlafen? Wenn Sie sich stattdessen für das Lesen eines Buches entscheiden, sollte es inhaltlich nicht zu emotional aufwühlend oder anspruchsvoll sein, damit Sie sich anschließend unbeschwert zur Ruhe legen können.

Bäder

Womöglich wollen Sie die Geschichte ja sogar bei Kerzenschein in der

Badewanne genießen. Forscher der Universität South Carolina haben ermittelt, dass ein erholsamer Schlaf durch einen einstündigen Aufenthalt in 40 bis 43 Grad Celsius warmen Wasser erleichtert wird. Eine Alternative sind beruhigende Fußbäder, die Sie durch die verstärkte Durchblutung in einen entspannten Zustand versetzen können.

- Das funktioniert sogar mit kaltem Wasser. Einer Temperatur von zwölf bis 18 Grad Celsius sollten Sie die Füße allerdings nicht länger als zwei Minuten aussetzen. Nach dem Lufttrocknen ist es ratsam, warme Wollsocken anzuziehen. Diese Vorgehensweise ist abgesehen von den Schlafstörungen ebenso bei Verdauungsproblemen, Kopfschmerzen und anderen Beschwerden sinnvoll. Allerdings gelten Bluthochdruck und Durchblutungsstörungen als Kontraindikation.
- Mit etwa zehn bis 15 Minuten lassen sich warme Fußbäder länger genießen. Sie wirken am effektivsten gegen Schlafprobleme und sollten daher kurz vor der Nachtruhe durchgeführt werden. Die Wassertemperatur sollte 35 bis 40 Grad Celsius betragen. Achten Sie danach darauf, die Füße gründlich abzutrocknen und sich etwas zu erholen, damit es nicht zu Kreislaufbeschwerden kommt. Weitere Vorteile der warmen Fußbäder sind Linderung bei Menstruationsbeschwerden, Nervosität oder Erkältungen.
- Darüber hinaus gibt es die Option eines ansteigenden Fußbads. Die Anfangstemperatur von circa 33 Grad Celsius würde hier durch minütliches Zugießen heißen Wassers bis auf 41 Grad Celsius erhöht werden. Eine Gesamtdauer von 20 Minuten sollte nicht überschritten und eine Ruhepause ebenfalls unbedingt eingehalten werden. Zusätzlich können Entzündungsprozesse, Gelenk- und Atembeschwerden gelindert werden. Jedoch ist diese Methode nicht für Schwangere oder Menschen mit Arteriosklerose, Krampfadern oder anderen Herz-Kreislauf-Erkrankungen vorgesehen.

• Um die beruhigende Wirkung der Bäder zu intensivieren, eignen sich verschiedene Zusätze. Insbesondere Lavendel- oder Thymaminöl haben sich dafür bewährt und reichen bereits in geringer Tropfenmenge aus. Wenn Sie sich dazu entscheiden, mit diesen Anregungen ein persönliches Ritual vor dem Schlafengehen zu gestalten, wird Ihr Gehirn dieses schon bald automatisch damit assoziieren, dass es Zeit fürs Bett und mehr Melatonin ist.

Ansonsten lässt sich noch sagen, dass im Sinne ungehinderten Einschlafens schwere Mahlzeiten am späten Abend vermieden werden sollten. Räumen sie dem Organismus am besten etwa zwei Stunden Zeit ein, um die Nährstoffe ausreichend zu verdauen. Sonst würde das zur Verstoffwechselung benötigte Insulin nämlich genau wie Lichteinfall die Melatonin-Produktion hemmen. Während Teesorten wie Baldrian, Kamille, Lavendel und Melisse schlaffördernd wirken, sollten Sie logischer Weise auf koffeinhaltige Getränke wie Kaffee oder schwarzen Tee verzichten. Empfohlen wird diesbezüglich eine Zeitspanne von mindestens fünf Stunden vor dem Schlafen.

Was Alkohol und Nikotin angeht, sollte der Konsum im Sinne Ihrer Genesung sowieso so gut es geht vermieden werden. In Hinblick auf Ihren Schlaf ist es ratsam, wenigstens nicht unmittelbar davor zu trinken oder zu rauchen. Andernfalls besteht die Gefahr, dass sie aufgrund von Mundtrockenheit, Kopfschmerzen, Schweißausbrüchen oder anderen Entzugserscheinungen mitten in der Nacht wach werden. Ebenso sollten Sie kurz vor der Bettzeit keine intensive Sporteinheit einplanen. Schließlich würde das Ihren Körper nochmal so richtig in Fahrt bringen, wenn es eigentlich an der Zeit ist, zur Ruhe zu kommen. Trotzdem ist es von Vorteil, wenn Sie sich tagsüber genügend bewegt haben, damit Sie sich bei dem Versuch, einzuschlafen, ausgeglichen und nicht von innerer Rastlosigkeit getrieben fühlen.

Ein gemütlicher Spaziergang unter dem Abendhimmel wäre hingegen überhaupt nicht verkehrt. Frische Luft zu atmen, erleichtert das

Einschlafen. Deswegen würde es auch hilfreich sein, die Fenster des Schlafzimmers für eine Weile zu öffnen, bevor Sie die Augen schließen oder den Raum mit geeigneten Pflanzen zu verschönern, die die Luft verbessern. Besonders sauerstoffproduzierend sind beispielsweise der pflegeleichte Bogenhanf, Kentia-Palmen, Friedenslilien und Drachenbäume.

Wo bereits die Rede von der besten Schlafumgebung ist, sollte nicht unerwähnt bleiben, dass auch die Raumtemperatur eine Rolle spielt. Sowohl starkes Schwitzen als auch Muskelverkrampfungen durch Zittern vor Kälte beeinflussen Ihren Schlaf. Daher werden mindestens 16 und höchstens 19 Grad Celsius empfohlen. Darüber hinaus gilt es, die Geräuschkulisse so still wie möglich zu halten. Selbst, wenn Sie sich nicht von dem Lärm beeinträchtigt fühlen, hat dieser Auswirkungen auf Ihr Unterbewusstsein. Ohne, dass Sie es merken oder die Geräusche als Ursache vermuten würden, ist Ihr Nervensystem Anspannung ausgesetzt. Neben Ohrstöpseln besteht die Möglichkeit, den Lärm mit ruhiger Hintergrundmusik oder friedlichen Naturgeräuschen wie Meeresrauschen oder Vogelzwitschern zu übertönen.

Im Rahmen der Schlafhygiene darf natürlich auch das Bett nicht übersehen werden. Eine regelmäßige Reinigung sollte nicht unterschätzt werden. Nicht nur werden Sie sich automatisch wohler fühlen und es gemütlicher haben. Zudem wird verhindert, dass Staub die Luft in Ihrem Schlafzimmer verunreinigt. Darüber hinaus lohnt es sich auf jeden Fall in eine qualitative Matratze zu investieren. Ältere Modelle sind häufig schon so durchgelegen, dass auf bestimmte Körperregionen dermaßen Druck ausgeübt wird, dass Sie aufwachen.

All diese Maßnahmen sollten Ihnen bereits bei der Überwindung von Schlafproblemen entgegenkommen. Manchmal lässt sich medikamentöse Unterstützung trotzdem nicht umgehen. Wie bereits erwähnt, sollten verschreibungspflichtige Schlafmittel wegen der hohen Abhängigkeitsgefahr lediglich über einen kurzen Zeitraum oder bei Bedarf zum

Einsatz kommen. Pflanzliche Wirkstoffe wie Passionsblume, Baldrian und Hopfen bieten jedoch eine mildere Alternative. Doch Schlaf und Erholung sind nur das Yin zum Yang. Mindestens genauso wichtig ist ein auslastender Tagesrhythmus voller Aktivität, um den depressiven Beschwerden ein Ende zu setzen.

SELBSTBESTIMMUNG UND STRUKTUR IM ALLTAG – SICH NICHT MEHR VON DER DEPRESSION KONTROLLIEREN LASSEN

Depressive Episoden haben oft zur Folge, dass ein geregelter Tagesablauf verloren gegangen ist. Wieder mehr Struktur in den Alltag zu bringen und regelmäßige Tätigkeiten als Fixpunkte zu haben, wird Ihnen sehr viel Halt geben und die Wahrscheinlichkeit eines Rückfalls vermeiden. Zwar sollten Sie sich nicht mit einem vollen Terminkalender überfordern, doch eine gewisse Routine ist notwendig, um aus den alten Mustern der Krankheit auszubrechen.

So wichtig wie Ihr Schlaf ist und das Ende jeden Tages, so bedeutsam ist auch der Start am Morgen. Krankheitsbedingt sind Stimmung und Antrieb in vielen Fällen vor allem nach dem Aufwachen im Keller. Um die Kontrolle über Ihr Leben zurückzuerobern, ist es äußerst ratsam, dass Sie sich einen Wecker zu festgelegten Zeiten stellen und die Schlummertaste keine Option ist. Lassen Sie Ihre erste Entscheidung des Tages bereits eine bewusste und wohlwollende sein, indem Sie sich sofort zum Aufstehen überwinden. Das wird das Vertrauen in Ihre Selbstbestimmtheit und in Ihren Lebensmut stärken, sodass Sie diese Gefühle durch den weiteren Verlauf des Tages begleiten. Übrigens empfehlen Aromatherapeuten, beim Erwachen an Rosmarin oder Wacholder zu riechen. Das soll auch in Form eines Tees fit und munter machen.

Wenn Sie dann den ersten Blick in den Spiegel wagen, zwingen Sie sich zu lächeln und sprechen Sie sich Mut zu, am besten sogar ein ernstgemeintes Kompliment. Negative Gedanken sind tabu! Sonst wäre der Effekt des falschen Grinsens zunichte. Denn ja, ob echt oder nicht, beim Lächeln drücken die beteiligten Gesichtsmuskeln auf einen bestimmten Nerv, welcher wiederum das Signal für gute Stimmung ans Hirn weiterleitet. Wenn Sie davon schon direkt am Morgen Gebrauch machen, können Sie sich das im Laufe des Tages immer wieder ins Gedächtnis rufen und gleich nochmal durchführen. Was sich zusätzlich empfiehlt sind sogenannte "Power-Posen". Ihre Körperhaltung hat großen Einfluss darauf, wie Sie sich fühlen. Krumm und in sich gefallen führt automatisch zu Unsicherheit und Unwohlsein. Andersherum sorgt ein aufrechter Stand sofort für mehr innere Stärke. Diesen Effekt hat die US-Psychologin Amy Cuddy der Havard Business School genauer unter die Lupe genommen und Siegerposen entwickelt, bei denen es sofort zu einem Anstieg von Testosteron kommt, welches Selbstbewusstsein verleiht. Eine dieser Power-Posen ist die Superman- beziehungsweise Wonderwoman-Stellung. Nehmen Sie dafür einen schulterbreiten Stand ein und stemmen Sie die Hände in die Hüfte. Die Schultern sollten etwas nach hinten fallen, damit Brust und Kinn sich heben.

Noch mehr Power gibt es durch das Ausstrecken eines Armes wie ein Superheld mit geballter Faust. Eine andere Variante wäre die Siegerpose, bei der Sie sich vorstellen, als erstes durch die Zielgeraden bei einem Laufwettbewerb gerannt zu sein und daraufhin jubelnd beide Arme in die Höhe werfen. Machen Sie sich dabei so groß wie möglich und atmen Sie das Gewinnergefühl tief ein. Eine gemütlichere Alternative ist die Obama-Pose. Dabei werden die Füße bequem hoch gelegt, während die Arme gelassen hinter dem Kopf verschränkt werden. Vor dem Spiegel ist der Effekt noch größer. Die Positionen sollten mindestens für zwei Minuten eingehalten werden. Darüber hinaus ist es wichtig, dass Sie sich auch im weiteren Verlauf des Tages immer wieder zu einer aufrechten Körperhaltung ermahnen.

Ins kalte Wasser springen

So abschreckend das nun auch klingen mag, nach dem Aufstehen wäre es im Sinne Ihrer Genesung von großem Vorteil, wenn Sie sich einer kalten Dusche aussetzen. Zum einen ist das ein deutlicher Weckruf für den Körper, sodass die innere Uhr den Organismus für den neuen Tag in Schwung bringt. Des Weiteren wurden tatsächlich antidepressive Wirkungsmechanismen durch die Exposition mit kaltem Wasser festgestellt. Und zwar wird dabei eine beachtliche Menge an Glücks- und Aktivitätshormonen ausgeschüttet. Dazu gehören unter anderem verschiedene Endorphine, Adrenalin und Noradrenalin, um nur wenige Beispiele zu nennen. Außerdem wird der Sympathikus stimuliert, welcher im Gegensatz zum Parasympathikus für Aktivität, Reaktions- und Bewegungsfähigkeit sorgt.

Durch die starke Reaktion des Gehirns auf den Kälteschock kommt es zu einer Reizüberflutung im besten Sinne: Die Ausschüttung all der stimmungsaufhellenden und antriebssteigernden Hormone lassen keinen Platz für alle negativen Gedanken und es entsteht absolute Klarheit im Kopf. Deswegen werden Sie sich nach der Prozedur nicht nur körperlich, sondern auch geistig erfrischt fühlen. Außerdem spielt eine psychologische Komponente mit rein. Kalte Duschen sind eine simple Methode, um sich selbst zu beweisen, wozu man fähig ist. Das Erfolgserlebnis, bittere Kälte aushalten und als überwindbare Herausforderung anzuerkennen, überträgt sich unmittelbar auf andere mentale Hürden, denen Sie im Alltag begegnen. Als wäre all dies noch nicht genug, tun Sie sich, nebenbei bemerkt, noch in vielerlei anderer Hinsicht etwas Gutes. Kaltes Wasser und auch Wechselduschen werden wissenschaftlich nämlich ebenfalls mit Fettverbrennung, Hemmung von Entzündungsprozessen, Schmerzlinderung, Herzgesundheit und weiteren erfreulichen Phänomenen in Verbindung gebracht.

Es gibt sogar eine ausformulierte Anleitung für die richtige Vorgehensweise bei Wechselduschen, die sich "Kneipp-Anwendung" nennt.

Laut dieser wird das Abduschen mit etwa zwei bis drei Minuten warmen Wasser gestartet. Dabei könnten Sie sich gegebenenfalls auch einseifen. Danach würden Sie die Wassertemperatur langsam senken, bis die niedrigste Stufe erreicht ist. Das sollte sich in der Regel um die zehn bis 15 Grad Celsius bewegen. Sobald dies erreicht ist, beginnen Sie vor allem als Anfänger mit der rechten Ferse und führen Sie den Wasserstrahl über Wade und Kniekehle, bis zum Gesäß. Der rechte Fuß stellt den optimalen Startpunkt dar, weil vom Gefäßsystem ausgehend am meisten Distanz zum Herzen besteht. Es folgt das gleiche Vorgehen am linken Bein. Nun wären erst der rechte Arm und dann der linke Arm von den Fingerspitzen bis zur Schulter an der Reihe. Brausen Sie im Anschluss den Rücken, Bauch und die Brust ab. Außerdem sollte nicht das Gesicht vergessen werden. Am besten verweilen Sie eine Weile in der Position, wenn der kalte Wasserstrahl über die Stirn fließt. Als Nächstes darf erneut für zwei bis drei Minuten warmes Wasser genossen werden. Die Wechseldusche sollte eine Gesamtdauer von zehn Minuten betragen und immer mit Kälte enden.

Es ist aber wichtig, dass Sie sich dann gut abtrocknen und der Körper sich wieder aufwärmt. Nachdem Sie sich etwas abgehärtet haben und Ihnen die Überwindung leichter fällt, können Sie beginnen, sich dem kalten Wasser vollständig auszusetzen. Es bietet sich an, mit zehn Sekunden zu beginnen und die Dauer bei jeder Dusche um ein paar Sekunden zu steigern. Das Zeitfenster darf bis auf zwei Minuten ausgeweitet werden. Empfehlenswert sind tiefe und konzentrierte Atemzüge, die Sie gedanklich oder laut mitzählen. Nach einigen Wiederholungen werden Sie merken, dass Sie die Herausforderung immer gelassener antreten, weil Sie nicht mehr von Angst kontrolliert werden. Sie lernen die Stärke Ihrer eigenen Willenskraft durch die kalten Duschen zunehmend besser kennen. Auch im weiteren Verlauf des Tages macht es Sinn, sich mehrmals mit kaltem Wasser das Gesicht zu waschen, um eine akute Erfrischung des Verstandes zu erleben.

Eine weitere Alternative sind von der Jahreszeit unabhängige Schwimmgänge in freien Gewässern. Bereits wenige Minuten pro Woche haben eine Linderung depressiver Symptome gezeigt, wobei natürlich einige Gefahren nicht außer Acht gelassen werden dürfen. Sie sollten dies nur in bekannten Gegenden durchführen und es nicht übertreiben, indem Sie sich zum Beispiel zu weit vom Ufer entfernen. Optimal wäre es, wenn Sie nicht alleine sind und immer die Möglichkeit besteht, Hilfe zu holen. Unerlässlich ist das anschließende Aufwärmen mit warmen Klamotten, Wolldecken oder Heißgetränken, die bereits vor dem Tauchgang bereitgestellt werden. Es ist ebenso eine Option, therapeutische Eisbäder oder Kältekammern mit Ihrem Arzt zu sprechen, wenn Sie Gefallen an der weniger bekannten Methode zur Bekämpfung depressiver Verstimmungen gefunden haben.

Berufsleben

Für den Rest des Tages ist es wichtig, dass Ihre Planungen gewährleisten, dass Sie regelmäßig die eigenen vier Wände verlassen und sich mit der Umwelt befassen. Zwar kann Überforderung im Beruf als Risikofaktor für Depressionen gesehen werden, doch eigentlich bietet ein fester Arbeitsplatz sogar Schutz vor erneuten Episoden. Schließlich ist dadurch Verbindlichkeit, kollegialer Austausch und das Gefühl, gebraucht zu werden, gegeben. Grundsätzlich sind Sie nicht dazu verpflichtet, dem Arbeitgeber Ihre Diagnose mitzuteilen. Allerdings kann dieser Schritt in dem richtigen Umfeld auch viel Gutes bedeuten. Eigentlich sollte es mittlerweile im Interesse jeden Unternehmens sein, ein risikoärmeres Arbeitsklima für depressive Erkrankungen zu schaffen. Schließlich stellen psychische Krankheiten mit 15% den dritthäufigsten Grund aller Arbeitsunfähigkeitsstage dar.

Dazu kommt, dass die Dauer der Fehltage im Gegensatz zu körperlichen Krankheiten meist deutlich länger ausfällt. Außerdem führt Ignoranz gegenüber potentiell depressiven Mitarbeitern zu steigenden

Fehlerquoten, unsorgfältiger Leistung und endet womöglich sogar in Frühverrentungen. Betriebe wollen die daraus resultierenden Wirtschaftskosten und Einschränkungen der Effizienz natürlich vermeiden, weswegen immer mehr Arbeitgeber auf der Suche nach einem angemessenen Umgang sind. Ihre Offenheit könnte also auf viel Verständnis stoßen und womöglich zur treibenden Kraft für das Einleiten von vorbeugenden Veränderungen am Arbeitsplatz werden. Denkbar sind beispielsweise Schulungen, Fortbildungen und Handlungsleitfäden, um Wissen über Depressionen oder andere psychische Erkrankungen und den richtigen Umgang mit ihnen zu vermitteln. Es könnten spezielle Ansprechpartner für die Mitarbeiter und regelmäßigere Gespräche über die Arbeitszufriedenheit organisiert werden.

Außerdem ist die Endstigmatisierung depressiver Erkrankungen unter allen Kollegen und ein nachsichtigerer Umgang miteinander erstrebenswert. Letztlich könnten Sie insbesondere von spezifischen Wiedereingliederungsmaßnahmen profitieren, welche die Wahrscheinlichkeit einer frühzeitigen Überforderung bei erneutem Arbeitsbeginn reduzieren würden. Fühlen Sie sich also nicht gezwungen, aber durchaus ermutigt, mit einem guten Beispiel voran zu gehen und sich nicht für Ihre Erkrankung zu schämen. Dafür gibt es nämlich sowieso überhaupt keinen Grund! Wenn Sie keinen festen Arbeitsplatz haben, könnten Sie es in Erwägung ziehen, einer ehrenamtlichen Tätigkeit nachzugehen. Sei es die Essenausgabe an Obdachlose, Unterstützung bei Spendenaktionen oder das Ausführen von Tieren im Heim. Die Gefühle für Verantwortung und Sinn werden Ihnen dabei helfen, aus dem Bett zu kommen und nicht in Traurigkeit zu versinken.

Haustiere

Selbst Haustiere zu besitzen, kann ebenfalls bei der Überwindung von Antriebslosigkeit helfen. Füttern, Säubern, Spielen oder Gassigehen machen eine gewisse Aktivität Ihrerseits zur Grundvoraussetzung eines jeden Tages. Darüber hinaus haben sich die treuen Weggefährten noch auf weiteren Ebenen als empfehlenswert bei Depressionen und Angsterkrankungen erwiesen. An der Universität in Bonn wurde beispielsweise herausgefunden, dass depressiv Erkrankte mit Katzen schneller Gesundheit zurückerlangten als die Vergleichsgruppe. In einer anderen deutschen Studie konnte beobachtet werden, dass Menschen mit Depressionen, die regelmäßigen Kontakt zu Hunden pflegten, im Gegensatz zur Kontrollgruppe seltener unter Selbstmordgedanken litten. Es gibt ja auch nicht umsonst Kliniken, die Tiertherapien oder ganze Therapiehöfe anbieten. Begründen lässt sich der positive Einfluss auf die Patienten unter anderem mit dem Gefühl, gebraucht zu werden. Sich um ein Tier zu kümmern, bedeutet Verantwortung, doch im Gegenzug wird man nach etwas Abwesenheit schon wieder freudig erwartet. Dadurch nimmt Einsamkeit ab und es kann erlernt werden, mehr Nähe zuzulassen. In einem Haustier hat man stets einen Ansprechpartner, der einen ohne jegliche Vorurteile bedingungslos liebt und immer geduldig zuhört. Meistens ist es nämlich schon eine große Entlastung, die Sorgen und Probleme, die im Kopf herumschwirren, einfach auszusprechen.

Zusätzlich kann sich auf wohltuende Streicheleinheiten gefreut werden, die nachweislich Stress abbauen und Wohlbefinden steigern. Alleine die Anwesenheit von Hunden und Katzen, aber vor allem gemeinsames Kuscheln, führen zu einer Reduktion des Stresshormons Cortisol, während die Glückshormone Kortisol und Oxytocin gleichzeitig zunehmen. So kann auch in schwierigen Situationen Trost gespendet und vielleicht sogar ein Lächeln entlockt werden. Zudem besteht die Möglichkeit, dass Sie mit anderen Tierbesitzern ins Gespräch kommen und die soziale Isolation zusätzlich durchbrechen.

Ausgleich schaffen

In der Wochenplanung sollten des Weiteren keine Freizeitaktivitäten fehlen. Hobbys sind bestens geeignet, um eine Pause von den alltäglichen Gedankengängen zu nehmen, positive Erfahrungen mit sich selbst zu sammeln und Freude statt Leistung in den Vordergrund zu rücken. In einer groß angelegten Studie unter der Leitung von Psychologin Daisy Fancourt des Universität Colleges in London wird die Notwendigkeit einer erfüllenden Freizeitaktivität bei Depressionen deutlich.

Zwölf Jahre lang wurden circa 8800 Teilnehmer in regelmäßigen Abständen dahingehend befragt, ob die Ausführung eines Hobbys vor depressiven Erkrankungen schützt beziehungsweise deren Verlauf begünstigt. Festgestellt wurde, dass die Wahrscheinlichkeit der Krankheitsentstehung bei den Personen mit Freizeitbeschäftigungen um 32% sank. Zudem haben sich die Chancen einer Genesung im Gegensatz zur Vergleichsgruppe verdreifacht, obwohl die vorliegenden Depressionen zuvor etwa gleichschwer beurteilt wurden. Bei der Untersuchung wurden sportliche Hobbies wegen den starken Effekten von Bewegung auf die Stimmung nicht dazugezählt, um eine Verfälschung der Ergebnisse auszuschließen. Da Sport ein eigenes Kapitel gewidmet bekommen hat, soll es auch an dieser Stelle um andere Arten von Beschäftigungsmethoden gehen. Wichtig ist generell, dass es sich um eine geistig aktive Tätigkeit handelt. Das wären im Gegensatz zu passivem Fernsehen beispielsweise Aktivitäten, bei denen die Hände ins Spiel kommen.

Ob es Projekte in der Hobbywerkstatt, Töpfern oder Nähen, Stricken und Häkeln sind – Bei all diesen Verrichtungen sinkt das Stresslevel nachweislich und der Kopf wird dadurch freier, dass sich voll und ganz einer Tätigkeit hingegeben wird. Dadurch können Sie außerdem wieder lernen, sich auf eine Sache zu konzentrieren, ohne andauernd abzuschweifen. Alternativen wären beispielsweise auch das Herstellen von Schmuck, Traumfängern oder ähnliche Bastelaktionen. Auch Kunst in Form von Zeichnen oder Malerei erfordert Ihre Aufmerksamkeit und erlaubt gleichzeitig, Emotionen zum Ausdruck zu bringen und diese auf eine gesunde Art und Weise zu verarbeiten. Ein selbsterstelltes Werk in der Wohnung bereitet noch lange Freude und kann gegebenenfalls sogar als Motivation dienen. Natürlich eignen sich ebenfalls andere Kunstformen wie Musik.

Bei vielen Instrumenten ist ebenfalls Fingerfertigkeit und Konzentration gefragt. Außerdem werden beim Musizieren automatisch Endorphine freigesetzt, die Glücksgefühle hervorrufen. Etwas herausfordernder auf der körperlichen Ebene ist Gartenarbeit. In der freien Natur Beeren zu pflücken oder Bäume zu pflanzen ist ein wertvoller Weg, um auf andere Gedanken zu kommen und etwas kreativ zu sein. Darüber hinaus ist es ein unglaublich schönes Gefühl, die ersten Knospen aufgehen zu sehen und den Prozess des Heranwachsens bezeugen zu dürfen. Vielleicht ergibt es sich ja sogar, dass Sie die selbstständig angebauten Erdbeeren im nächsten Schritt zu einer Marmelade einkochen oder zum Verzieren eines Kuchens verwenden.

Kochen und Backen sind weitere denkbare Hobbys, die mit allen Sinnen genossen werden können und den großen Vorteil bieten, sich positiv mit Ernährung auseinander zu setzen, um wieder mehr Appetit zu entwickeln. Falls Sie sich eher zu kreativem Ausdruck in Schriftform hingezogen fühlen, kann das Verfassen von Gedichten oder Geschichten das Richtige für Sie sein, um Gedanken und Gefühle zu ordnen. Selbst ein Buch zu lesen, ist ebenfalls eine aktive Tätigkeit für das Gehirn und es gibt wohl kaum einen besseren Weg, um sich für kurze Zeit in einer anderen Welt zu verlieren.

Des Weiteren halten viele Bücher neue Denkanstöße und Inspirationen bereit, weswegen sie eine Verbesserung Ihrer Motivation, Stimmung oder Lebenseinstellung zur Folge haben könnten. Auch die thematische Auseinandersetzung mit persönlichen Interessengebieten oder das Lernen einer Fremdsprache sind tolle Aktivitäten, mit denen Sie in verschiedensten Situationen glänzen können. Sogar Denksportaufgaben wie Kreuzworträtsel, Sudoku und Puzzeln halten das Potenzial inne, Sie auf andere Gedanken zu bringen und kleine Erfolgserlebnisse zu haben. Es gibt mit Sicherheit noch viele weitere Hobbys, die Ausgleich und

Freude bedeuten. Falls Sie bisher noch planlos sind, erinnern Sie sich einfach mal daran zurück, was Sie als Kind besonders gerne macht haben. Da wird vielleicht noch die ein oder andere Idee bei herum kommen. Und auch mit Fingerfarben malen, Figuren aus Knete formen oder auf der Schaukel die Seele baumeln lassen dürfen zu Ihren persönlichen Fluchtstrategien werden, um die Zeit mal anzuhalten.

Anstatt eines richtigen Hobbys, kommen auch andere Unternehmungen in Frage. Stellen Sie einfach sicher, dass Sie Zeit für Dinge einräumen, auf die Sie sich freuen können. Vielleicht sind das auch simplere Aktivitäten wie ein Telefonat, Friseurbesuch oder eine Shoppingtour mit einer Freundin. Anstatt sich zu viel vorzunehmen, fangen Sie besser mit angenehmen Tätigkeiten für jeden zweiten Tag an und beschränken Sie es eher auf absehbare Zeiträume. Ein ganzer Tagesausflug würde möglicherweise überfordern und kann daher lieber in kleinen Schritten angestrebt werden.

Finden Sie mit Geduld zurück in Ihr persönliches Lebenstempo sowie zu Momenten der Leichtigkeit und Unbeschwertheit. Erwähnenswert ist in diesem Zuge, dass Sie sich nicht Situationen und Personen aussetzen sollten, bei denen Konflikte bereits vorhersehbar sind. Konzentrieren Sie sich auf die Menschen und Tätigkeiten, in denen Sie Halt finden. Womöglich rufen Sie sogar einen monatlichen Stammtisch zum Kartenspielen oder Pokern mit Ihren Liebsten ins Leben. Dabei würde mit Sicherheit einiges an dem Glücks- und Bindungshormon Oxytocin fließen, welches Ihnen das essenzielle Gefühl von Verbundenheit und Wärme verleiht. Denn gute Freunde sollten in Ihrem Terminkalender auch nicht zu kurz kommen.

SOZIALES NETZWERK STÄRKEN – ANGEHÖRIGE EINBEZIEHEN UND NEUE KONTAKTE KNÜPFEN

Der Mensch ist von Natur aus ein soziales Wesen. Ohne jegliche

Interaktionen mit anderen Personen, ist es gar nicht möglich, dass es uns gut geht. Umso wichtiger ist es, dass Sie aus der Depressionen geschuldeten Isolation ausbrechen, bestehende Beziehungen pflegen und im besten Fall sogar neue entwickeln.

Angehörige als Ressource

Es ist äußerst ratsam, dass Sie nahestehende Angehörige in Ihren Genesungsprozess miteinzubeziehen. Das erfordert zum einen, dass Sie Unterstützung annehmen und des Weiteren, dass Sie Ihre Liebsten an dem Wissen über Ihre Erkrankung teilhaben lassen, damit diese Ihr Denken, Fühlen und Handeln besser nachvollziehen können. Vielleicht geben Sie ihnen sogar dieses Buch oder nur den folgenden Abschnitt zum Lesen, damit ihnen der Umgang mit Ihrer Erkrankung als Außenstehender leichter fällt. Es ist besonders wichtig für die Angehören, zu verstehen, dass es sich um eine Krankheit **mit Beteiligung des Hirnstoffwechsels und nicht um zu geringe Willensstärke handelt.**

Gut gemeinte Aufforderungen wie "sich einfach mal aufraffen" sind also eher unangebracht, da sie die Erkrankung völlig verharmlosen. Die Betroffenen würden sich aufgrund der Schuldgefühle, den Erwartungen nicht gerecht werden zu können, nur weiter in der negativen Gedankenspirale verlieren. Unbedingt zu vermeiden, gelten auch, aus demselben Grund, das Herunterspielen von körperlichen Beschwerden oder Ängsten, die aus rationaler Sicht übertrieben zu sein scheinen. Durch die Depression werden solche Empfindungen teilweise als unerträglich empfunden. Trotzdem ist es wünschenswert, dass immer wieder versucht wird, den Erkrankten zu gewohnten Erledigungen und Unternehmungen zu ermutigen. Jede Form der Eigeninitiative sollte anerkannt werden.

Wenn die Betroffenen beispielsweise am gemeinsamen Kochen, Aufräumen oder Spazieren teilnehmen, sollten die Bezugspersonen sich nicht über Details wie einer starren Mimik oder Erschöpfung ärgern. Viel eher ist es wichtig, die Wertschätzung auszudrücken, dass dem Angebot einer gemeinsamen Aktivität überhaupt eingewilligt wurde. Generell sollte sich mit gut gemeinten Ratschlägen und Aufmunterungen zurückgehalten werden. Zwar macht es Sinn, positive Aussichten in Hinsicht auf die Genesung und bessere Tage zu geben, noch wichtiger ist aber, dem Betroffenen zuzuhören und Hilfsbereitschaft zu signalisieren, statt ständig selbst zu reden. Einfühlsame Aussagen, mit denen nichts falsch gemacht werden kann, sind beispielsweise die folgenden:

- "Du bist mir wichtig."
- "Du bist nicht alleine."
- "Lass dich mal in den Arm nehmen."
- "Du trägst keine Schuld."
- "Es ist in Ordnung."
- "Du bist unglaublich stark."
- "Ich bemühe mich, deine Krankheit zu verstehen."
- "Wie kann ich dich unterstützen?"

Wirklich wertvoll wäre es außerdem, den Erkrankten dabei behilflich zu sein, in einen geregelten Tagesablauf zurückzufinden und Struktur einzuhalten. Im Rahmen dessen darf zum Beispiel auch darauf geachtet werden, dass die Medikamenteneinnahme nach Vorschrift erfolgt und Therapiesitzungen wahrgenommen werden. Vorsicht ist jedoch dahingehend gefragt, dass es niemals den Eindruck erwecken sollte, den Depressiven bevormunden zu wollen. Unterstützende Angebote wie Terminregelungen oder Arztbegleitungen sind hingegen bessere Wege, um Erleichterung und Motivation zu schaffen.

Allerdings ist es für Nahestehende ebenso wichtig, ihre eigenen Belastungsgrenzen nicht zu übertreten. Ihr Beistand ist für den Genesungsprozess zwar wichtig, darf jedoch nicht mit der Rolle eines professionellen Therapeuten verwechselt werden. Der Umgang mit einem depressiv

Erkrankten kann schwierig und kräfteraubend sein. Möglicherweise kommt das Gefühl auf, in der Beziehung mehr zu geben als zurückzubekommen, weil so viele Tätigkeiten übernommen werden und der Betroffene sich als Person vollkommen verändert hat. Da dies keine Seltenheit ist, ist es wichtig für die Bezugspersonen, die eigenen Bedürfnisse weiterhin zu achten und gegebenenfalls eine spezielle Selbsthilfegruppe für Angehörige von psychisch erkrankten Menschen aufzusuchen.

Eine besonders heikle Situation im Umgang mit depressiv Erkrankten stellt die Suizidgefahr dar. Grundsätzlich sollte selbst die leiseste Andeutung ernst genommen werden. Teilweise ist sehr genaues Hinhören und „zwischen den Zeilen lesen“ gefragt. Aussagen wie “Es ergibt einfach keinen Sinn mehr”, “Langsam muss Schluss sein” oder “Jetzt muss endlich etwas passieren”, die enorme Hoffnungslosigkeit implizieren, können ebenfalls verdeckte Selbstmordankündigungen sein. In vielen Fällen werden darüber hinaus Wertgegenstände verschenkt, wichtige Angelegenheiten geregelt oder sogar Abschied genommen.

Die große Gefahr ist dabei, dass es den Anschein machen kann, es würde dem Betroffenen besser gehen. Oft nimmt bei der Entschlossenheit zum Selbstmord nämlich trügerische Ruhe den Platz der gewöhnlichen Verzweiflung ein. Ein Selbstmord wird nicht durch ein einfühlsames Gespräch ausgelöst, in dem sich nach möglichen Suizidgedanken oder -planungen erkundigt wird. Gehen Sie bei dem Verdacht also unbedingt auf den Erkrankten zu. Umgekehrt bedeutet das natürlich auch, dass Sie sich als Betroffener umgehend jemanden anvertrauen sollten, statt diese großen Qualen alleine mit sich herumzutragen. In der Regel kommt es zu einer immensen Erleichterung, wenn der mentale Zustand gegenüber einer sich sorgenden Person verbalisiert werden darf.

Sobald die Selbstmordüberlegungen auftauchen beziehungsweise festgestellt werden, sollte nicht gezögert werden, professionelle Hilfe herbeizuziehen. Falls die Situation sich weiter zuspitzt und die gefährdete Person nicht erreichbar scheint, geht es vor allem darum, Zeit zu gewinnen. Die Situation ist meist nur temporär wirklich bedrohlich, da selbst in der Regel auch in den schwierigsten Momenten der Überlebenswille zurückkehrt. Die Gedanken einfach als Schwachsinn abzutun, wäre an dieser Stelle nicht zielführend. Eher sollten einfühlsam andere Handlungsoptionen aufgezeigt werden. Es kann Sinn machen, schriftlich oder per Handschlag mit tiefem Blick in die Augen einen "Nicht-Suizid-Vertrag" abzuschließen. Das Versprechen dahinter ist, dass der Selbstmordgefährdete sich nichts antut, solange ein Arzt gesehen wurde. Es besteht sowohl die Möglichkeit, gemeinsam in eine Klinik zu fahren oder einen Notarzt zu verständigen. Am wichtigsten ist wahrscheinlich, dass der Betroffene nicht alleine gelassen wird.

Falls Sie als depressiv Erkrankter bisher alleine gewohnt haben, könnte es sich lohnen, eine andere Lebenssituation in Betracht zu ziehen. Teilweise werden mithilfe der Tageskliniken und Sozialarbeiter spezielle Wohngemeinschaften gegründet. Das können Sie natürlich aber auch selbst in den Angriff nehmen. Das Ziel sollte immer sein, dass sich gegenseitig zu Motivation und Struktur verholfen wird. Die Gefahr, dass einander in dem depressiven Verhalten gefördert wird, sollte bereits im Voraus gründlichst abgewogen und durchgesprochen werden. Es ist natürlich aber auch vollkommen okay, weiterhin alleine zu leben. In diesem Fall wird es aber umso wichtiger, darauf zu achten, eine soziale Isolation um jeden Preis zu vermeiden. Es ist sehr empfehlenswert, eine Absprache mit jemanden einzugehen, der regelmäßig anruft, zu Besuch kommt oder mit dem Sie gemeinsam ausgehen. Machen Sie dafür gerne feste Termine aus, die Ihnen neben Therapiesitzungen oder anderen Verpflichtungen zusätzlich Struktur geben.

Das Sozialleben ausweiten

Neben bestehenden Kontakten lohnt es sich, neue Bekanntschaften zu knüpfen. Viele der zuvor beschriebenen Hobbies müssen Sie nicht allein im stillen Kämmerlein nachgehen. In einer gleichgesinnten Gruppe von

Menschen macht es doch oft gleich umso mehr Spaß. Denkbar sind sowohl Musikgruppen oder ein Chor, als auch Literaturtreffen, Kunstausstellungen, Sprachkurse oder ähnliches, solange gewährleistet ist, dass Sie die Gewohnheit entwickeln, unter Leute zu gehen und Verabredungen einzuhalten. Eine weitere Möglichkeit sind selbstverständlich Selbsthilfegruppen, die genau auf die Situation angepasst sind, in der Sie sich befinden. Es ist unglaublich wertvoll, einen regelmäßigen Austausch mit Menschen zu pflegen, die nachvollziehen können, was Sie durchgemacht haben und wie Sie sich fühlen. Zwar verläuft jede Depression anders und ist von den verschiedensten Einflüssen geprägt, doch zu erfahren, wie andere mit Schwierigkeiten umgehen, hält sehr viel Potenzial für ein tieferes Krankheitsverständnis, Inspiration bezüglich bisher unbekannter Lösungsansätze und neuen Mut inne. Der Psychologe Matthew Liebermann hat herausgefunden, dass das Gehirn im Gespräch mit anderen viel mehr Aktivität aufzeigt, als wenn alleine über etwas nachgedacht wird. Das bedeutet, dass negative Emotionen sich eher verarbeiten und abbauen lassen, wenn die Sorgen ausgesprochen werden. Selbsthilfegruppen sind ein Ort, an dem Sie keine Angst haben müssen, jemand anderem zur Last zu fallen oder verurteilt zu werden. Hier werden Sie bedingungslos akzeptiert und verstanden. In der Regel handelt es sich um offene und anonyme Veranstaltungen, bei denen Sie ohne Vorankündigung dazu stoßen können. Anderweitig lässt sich auch über Internet-Foren Kontakt zu anderen Betroffenen aufnehmen. Darüber hinaus hält der Einstieg in eine Sportgruppe neben den sozialen Begegnungen noch viele weitere Vorteile für Sie bereit.

SPORT IST ALLES ANDERE ALS MORD – STRESS ABBAUEN UND AUSGEGLICHENHEIT FINDEN DANK BEWEGUNG

Der menschliche Körper hat Millionen Jahre Evolution durchlaufen, um die Bewegungsfreiheiten zu ermöglichen, die wir nun als selbstverständlich sehen. Mittlerweile bewegt der durchschnittliche Bürger Deutschlands sich nur noch eine Stunde am Tag, während rund neun Stunden gesessen wird. Dieses Verhältnis ist definitiv nicht von der Natur vorgesehen und bedeutet allerlei Konsequenzen. Die Ansicht, dass sich diese nur auf die körperliche Gesundheit beschränken, ist falsch. Zwar kann Bewegungsmangel zu Übergewicht, Herz-Kreislauferkrankungen, verkürzter Muskulatur, verspannungsbedingten Rücken- oder Kopfschmerzen und vielen weiteren körperlichen Erkrankungen führen. Doch wie eng Körper und Geist sich einander beeinflussen, sollte bereits in den vorherigen Kapiteln deutlich geworden sein. Unser körperlicher Allgemeinzustand beeinflusst unmittelbar, wie wir uns seelisch fühlen. Vor allem in Hinblick auf die Genesung und Vorbeugung von depressiven Episoden wurden bemerkenswerte Zusammenhänge mit Sport gefunden. Zwar reicht die körperliche Aktivität alleine nicht aus, doch sie begünstigt den Prozess um einiges. Sowohl kurzfristig als auch langfristig zeigt körperliche Betätigung antidepressive Effekte.

Deswegen ist Bewegungstherapie auch in vielen Kliniken fundamentaler Bestandteil des Therapiekonzeptes. Akut ermöglicht Sport es, negative Gedankenspiralen zu unterbrechen und den Fokus auf die jeweilige Aktivität zu richten. Gleichzeitig wird die Bildung neuer Nervenzellen und stimmungsrelevanter Botenstoffe angeregt. Durch die Erfahrung, die Beschwerden der Krankheit lindern und das Wohlbefinden steigern zu können, wächst im nächsten Schritt automatisch Motivation und Selbstbewusstsein heran. Die Hoffnungslosigkeit wird aus dem Weg geräumt. So entsteht auf Dauer der Wille, eigenverantwortlich bei der Wiederherstellung mentaler Gesundheit durch mehr Bewegung und andere Vorgehensweisen mitzuwirken. Nach einiger Zeit werden Sie sich deutlich fitter und wohler in Ihrem Körper fühlen. Regelmäßige Aktivität verleiht Ihnen die Lebendigkeit und Frische, die Sie solange vermisst haben. Doch bedeutet das, dass Sie sich in einem teuren Fitnessstudio anmelden oder Leistungssport betreiben müssen, um die gewünschte Wirkung zu erzielen? Erfreulicherweise ist das nicht der Fall.

Laut der Weltgesundheitsorganisation sollten durchschnittlich 10.000 Schritte am Tag getätigt und so viel Bewegung wie möglich in den Alltag integriert werden. Generell ist es aber wichtig, dass Sie sich nicht zu sehr unter Druck setzen oder Sport zu einem weiteren Stressfaktor wird. Damit körperliche Aktivität zu einem Genuss und profitbringenden Genuss wird, sollte es Spaß machen und sich auf keinen Fall überfordernd oder belastend anfühlen. Im Prinzip ist jede noch so kleine Bewegungseinheit besser als keine Bewegung. Am besten fangen Sie daher simpel an und steigern sich Stück für Stück. Schließlich kostet es schon gesunden Menschen einiges an Überwindung, sich sportlich zu betätigen. Falls die Motivationslosigkeit sich an einem Tag mal zu groß anfühlt, verlassen Sie zumindest das Bett und räumen Sie vielleicht etwas auf oder dehnen Sie sich, um etwas in Mobilität in den Bewegungsapparat zu bringen und die Durchblutung anzukurbeln. Das dürfen Sie dann durchaus schon als Erfolg ansehen!

Dabei bietet es sich optional an, stimmungsaufhellende Musik laufen zu lassen, zu der Sie etwas durch die Wohnung tanzen können. Intuitives Tanzen ist eine tolle Methode, um sich mit dem eigenen Körper zu verbinden und ihm die Bewegungen zu geben, die er gerade braucht. Ansonsten ist es ein großer Bonus, wenn Sport an der frischen Luft betrieben wird. Schließlich wird dabei die Produktion von Melatonin gestoppt, wodurch Sie die Erschöpfung und Müdigkeit überwinden.

Dazu muss noch nicht einmal die Sonne scheinen, auch bei einem bewölkten Himmel erreichen Sie ausreichend UV-Strahlen. Wenn Sie pro Woche circa eine bis zwei Stunden einplanen, um zu spazieren, walken, wandern beziehungsweise Rad- oder Inliner zu fahren, wird es Ihrer mentalen Gesundheit bereits enorm zu Gute kommen. Vor allem direkt am Morgen kann Sport dabei helfen, nicht in ein Morgentief zu verfallen, sondern direkt die Energien freizusetzen, die in Ihnen schlummern. Dazu eignen sich auch Homeworkouts ausgezeichnet. Auf YouTube gibt es eine große Auswahl an Videos zum Mitmachen, die teilweise mit zehn bis 15 Minuten leicht in den Morgen integriert werden können und trotzdem effektiv sind. Hilfreich kann es sein, die Sportklamotten oder Laufschuhe schon bereits am Abend bereitzustellen, sodass Sie nach dem Aufwachen keine große Bedenkzeit mehr haben, sondern direkt loslegen können!

Eine weitere Erleichterung ergibt sich durch die Verabredung zu gemeinsamer Aktivität mit anderen. Vielleicht findet sich ja ein Freund oder eine Freundin, mit der Sie zu festgelegten Zeiten ein paar Bahnen ziehen oder eine Runde im Park gehen können. Zu wissen, dass jemand auf Sie wartet und sich nebenbei noch nett unterhalten werden kann, ist für die meisten ein echter Motivationsschub. Darüber hinaus gibt es auch spezielle Reha-Sportgruppen, die Sie sich von einem Arzt empfehlen lassen können. Eine andere Alternative ist die Aktion "Laufen gegen Depressionen". Dabei handelt es sich um Laufgruppen, die speziell für depressiv Erkrankte gegründet werden. Sie bieten eine Vielzahl regionaler Angebote und große Veranstaltungen in den verschiedensten Städten an, um Menschen zusammen zu bringen und sich gemeinsam etwas Gutes zu tun. Vor allem beim Laufen erleben viele Menschen einen echten Euphorieschub, der auch als "Runner´s High" bekannt ist.

2019 wurde in einer amerikanischen Studie herausgefunden, dass bereits 15 Minuten am Tag genügen, um dem Ausbruch depressiver Episoden vorzubeugen. Zwar sollte es primär nicht um Leistung gehen, doch beim Joggen bietet es sich ebenfalls an, sich kleine Ziele zu setzen, die dann beim Erreichen Ihr Selbstbewusstsein anheben. Natürlich ist auch jede andere Kursmitgliedschaft oder Teamsportart geeignet, um mehr Ansporn durch festgelegte Termine zu verspüren und mit neuen Menschen in Kontakt zu kommen.

Falls Sie dort nicht alleine aufkreuzen wollen, findet sich mit Sicherheit jemand, der Sie begleitet. Tanzkurse, Tischtennis, Kegeln, Fußball oder Kampfsport sind nur einige Vorschläge. Eine besonders empfehlenswerte Option für depressiv Erkrankte sind übrigens Yogakurse – aber dazu später mehr.

MAN IST, WAS MAN ISST – WIE EINE AUSGEWOGENE ERNÄHRUNG MIT DEPRESSIONEN ZUSAMMENHÄNGT

Genau wie Sport nicht nur das körperliche Wohlbefinden steigert, hat auch die Ernährung mehr Einfluss auf den psychischen Zustand eines Menschen als so manch einer glauben mag. Im Prinzip ist es einleuchtend: Wie soll es schon möglich sein, sich voller Frische und ausgeglichen zu fühlen, wenn die Ernährungsweise etwas ganz anderes spiegelt? Da immer mehr Zusammenhänge der Essgewohnheiten mit Depressionen erkannt werden, passen selbst psychiatrische Kliniken zunehmend die Verkostung an, um eine gute Grundlage für eine erfolgreiche Therapie zu schaffen. Zwar sollten Sie erneut keine unrealistischen Ideale anstreben, die Sie unter Druck setzen, doch das Essverhalten etappenweise optimieren, ist durchaus empfehlenswert.

Botenstoff-freundlich essen

Was wir in welchen Mengen zu uns nehmen, hat logischerweise direkten Einfluss auf den Neurotransmitter-Haushalt im Hirn. Bei dem Mangel bestimmter Nährstoffe können unmöglich genügend Botenstoffe produziert werden, während andere wiederum zu einer gesteigerten Bildung führen. Lebensmittel zu konsumieren, die viel Serotonin enthalten, wäre der falsche Ansatz. Von außen zugeführt werden, kann das Glückshormon aufgrund der Blut-Hirnschranke nämlich nicht. Stattdessen sollte auf Inhaltsstoffe gesetzt werden, die die körpereigene Serotonin-Ausschüttung unterstützen. Einer besonders hohen Bedeutung wird dabei Tryptophan zugesprochen, da es nicht vom Organismus selbst hergestellt werden kann. In großen Mengen enthalten ist dies beispielsweise in Cashew-Kernen, Soja-Bohnen, Haferflocken, Bananen, Ananas, Pflaumen und ungesüßtem Kakaopulver. Tryptophan kann außerdem als Nahrungsergänzungsmittel eingenommen werden. Ähnlich wie die Substitution von Folat und Folsäure kann dies depressiven Verstimmungen vorbeugen und die Wirkung von Antidepressiva verbessern. Generell hat es sich erwiesen, dass die Produktion von Serotonin besser stattfinden kann, wenn im Verhältnis zu Proteinen mehr Kohlenhydrate konsumiert werden. Dies kann dadurch gewährleistet werden, dass statt Eiern eher Milch- und Getreideprodukte verzehrt werden. Weitere Lebensmittel, die Vorstufen der relevanten Neurotransmitter bereitstellen, sind Walnüsse, Sesam, Mandeln, Kürbiskerne, Kartoffeln, Feigen, Spinat, Avocados, Paprika und Karotten. Unbeachtet sollte auch die Produktionsvoraussetzungen für Gamma-Aminobuttersäure bleiben. Diese ist durch ihren angstlösenden Effekt vor allem für mehr Ruhe und Entspannung unerlässlich. Gefördert werden kann die Bildung durch Nahrungsmittel wie Fisch, Orangen, Linsen, Brokkoli und Vollkornprodukten.

Die richtigen Fette

Doch die Neurotransmitter sind nicht der einzige Zusammenhang zwischen Ernährung und Depressionen. Da das menschliche Gehirn zu 60% aus Fett besteht, ist die Aufnahme gesunder Fette über die Nahrung sehr wichtig. Sonst können sämtliche Funktionen, unter anderem die Regulation von Stimmung und Antrieb, nicht angemessen ausgeführt werden. Empfehlenswert sind vor allem mehrfachgesättigte Fettsäuren. Diese lassen sich besonders gut über pflanzliche Öle wie Lein-, Hanf-, Sonnenblumen-, Oliven- oder Wallnussöl zuführen. Von diesen können Sie beispielsweise schon am Morgen ein bis zwei Esslöffel zu Ihrem Müsli und Obst dazugeben oder sie als Grundlage für ein Salatdressing nutzen. Außerdem macht es Sinn, statt Fleisch mehr Fisch zu essen. Auch Algen,

Nüsse, Rotkohl, Avocados, Bohnen und Chia-, Hanf- oder Leinsamen liefern die wertvollen Omega-3-Fettsäuren.

Fast-Food vermeiden

Gewarnt wird hingegen immer mehr vor den "Transfetten", die insbesondere in industriell hergestellten Lebensmitteln enthalten sind. Diese begünstigen neben Krebs, Herz-Kreislauf-Erkrankungen, Diabetes und Demenz auch das Risiko von Depressionen. An der Universität Melbourne hat Felice Jacka Deakin eine Studie durchgeführt, bei der die Hälfte der depressiv erkrankten Teilnehmer weiterhin Fertiggerichte und verarbeitete Produkte aßen. Die Übrigen stellten sich auf frisches Obst und Gemüse sowie Fisch und Olivenöl um. Bereits nach drei Monaten waren die depressiven Symptome für die sich frisch ernährenden Probanden deutlich zurückgegangen, während bei der Kontrollgruppe keinerlei Besserung zu beobachten war. Ähnliches wurde in einer amerikanischen Studie herausgefunden. Die Forscher raten vor allem von Süßigkeiten, Weißbrot, Burgern und Tiefkühlpizzen ab. Diese würden so gut wie gar keine hirnrelevanten Stoffe liefern.

Das Ergebnis ließ eher auf die Notwendigkeit von Vitamin B6, B12 und Folsäure schließen. Dafür solle vermehrt grünes Blattgemüse, rote Beete und Hülsenfrüchte gegessen werden. Für Vegetarier könnte es Sinn machen, Vitamin B12 über Ergänzungsmittel zu substituieren, da dies hauptsächlich in tierischen Produkten zu finden ist. Am Uni College London wurden unter der Leitung von Camille Lassale 41 verschiedene Studien zu dem Thema Ernährung und Depressionen ausgewertet. Auch hier hat sich eine überwiegend pflanzliche Kost mit gesunden Ölen und viel Vollkornprodukten im Gegensatz zu Fast-Food bewährt. Zusätzlich wurde der Schluss gezogen, dass sowohl Transfette und gesättigte Fettsäuren, als auch Zucker zu entzündlichen Prozessen im Organismus führen.

Immunsystem stärken

Moleküle, die bei solchen Entzündungen freigesetzt werden, greifen zum einen die Neurotransmitter im Hirnstoffwechsel an. Des Weiteren beanspruchen Infektionen viele Ressourcen des Körpers, sodass sich für gewöhnlich abgeschlagen und müde gefühlt wird, da Ruhe zur Genesung erforderlich ist. Neben dem Vermeiden der industriell verarbeiteten Produkte voller Zucker und ungesunder Fette, können Sie zudem mit besser geeigneten Lebensmitteln gegen die entzündlichen Vorgänge angehen. Bekannt für die Hemmung von Infektionsprozessen sind Kürbiskerne, Mohn, Sonnenblumenkerne, Mandeln, Linsen und Erdnüsse. Das Immunsystem lässt sich vor allem durch Obst und Gemüse wie Karotten, Paprika, Orangen, Tomaten und so weiter stärken, damit Entzündungen so schnell wie möglich bekämpft werden können. Ein relevanter Faktor für ein intaktes Immunsystem, als auch für die Bildung von Neurotransmittern, ist Vitamin D. Dies wird hauptsächlich über Sonnenstrahlung aufgenommen, kommt aber auch in Fischen vor. Gerade im Winter könnte es Sinn machen, Vitamin D als Nahrungsergänzungsmittel einzunehmen, wenn ein Mangel vorliegt.

Darmflora

Der Verdauungstrakt wird teilweise tatsächlich als "zweites Gehirn" bezeichnet. Dieser Ausdruck lässt sich darauf zurückführen, dass im Magen-Darm-Bereich so viele Nerven verlaufen, dass die Vorgänge in dieser Gegend unmittelbar Einfluss auf das Gefühlszentrum im Hirn nehmen. Eine große Rolle spielt dabei die Darmflora, welche alle Mikroorganismen und Bakterien des Darms zusammenfasst. Die Bakterien sind in diesem Sinne wichtig und gesundheitsfördernd, solange sie in dem richtigen Verhältnis vorhanden sind. Störungen der Darmflora werden vor allem durch Zucker und helle Backwaren verursacht. Im Gegensatz dazu schützen ballaststoffreiche Vollkornprodukte eine gesunde Bakterienbesiedelung des Darms. Darüber hinaus eignen sich probiotische

Lebensmittel wie Joghurt ausgezeichnet, um die Flora wieder ins Gleichgewicht zu bringen.

Regelmäßigkeit

Eine ungesunde Ernährung kann sowohl mitverantwortlich für die Entstehung von Depressionen sein, aber auch daraus resultieren. Aufgrund der Appetitschwankungen haben Sie sich wahrscheinlich ein sehr unregelmäßiges Essverhalten angewöhnt. Dabei sind beide Extreme, also übermäßige und zu geringe Nahrungszufuhr, schädlich für die Psyche. Damit sich diese wieder stabilisiert, müssen Sie auch Ihre Essgewohnheiten in ein Gleichgewicht bringen. Der erste wichtige Schritt ist, dass feste Zeiten für die Nahrungsaufnahme eingehalten werden. Optimaler Weise wären das drei Hauptmahlzeiten. Snacks zwischendurch sollten ausschließlich gesunde sein, wofür sich Nüsse, Trockenfrüchte wie Datteln und Feigen, Gemüsechips oder dunkle Schokolade anbieten. Der Mythos von Glücksgefühlen durch Schokolade trifft übrigens nur zu einem gewissen Maße zu und auch nur, wenn ein besonders hoher Kakaoanteil und möglichst überhaupt kein Zucker enthalten ist.

Umdenken

Dass wir heutzutage in den Supermarkt gehen und aus einem unerschöpflichen Angebot unsere Lebensmittel wählen können, scheint Fluch und Segen zugleich zu sein. Trotz der Vielfalt ernähren sich noch immer zu viele Menschen einseitig und von industriell verarbeiteten Lebensmitteln. Eins der größten Probleme ist dabei wahrscheinlich, dass das Bild einer wohlwollenden Ernährung von Seiten der Marketing-Industrie verzerrt worden ist. Sich "etwas gönnen" wird mit fettigen Fast-Food-Gerichten und zuckerhaltigen Süßigkeiten in Verbindung gebracht, wobei diese uns eigentlich körperlich und seelisch krank machen. Außerdem gelten Fertiggerichte als Lösung für die dichter werdenden Terminkalendern, weibliche Berufstätigkeit oder alleinerziehende

Eltern. Sich gesund zu ernähren, wird fälschlicherweise mit Verzicht und Aufwand in Verbindung gebracht. Und bei dieser Denkweise fängt die Veränderung an. Verstehen Sie Ernährung wieder in dem ursprünglichsten Sinne, und zwar als den wertvollsten Energielieferanten überhaupt. Um vollständig zu genesen und Rückfälle zu vermeiden, sind Sie auf die Kraftquelle Ihrer Nahrung angewiesen.

Frischere Zutaten und gesündere Optionen lassen sich durchaus auch in den Ernährungsplan integrieren, ohne Genuss und Zeit zu verlieren. Die Umstellung bedarf etwas Gewöhnung, doch schon kleine Änderungen können große Unterschiede machen. Fangen Sie zum Beispiel damit an, eher Vollkornprodukte zu kaufen. Stellen Sie sicher, jeden Tag etwas Obst zu sich zu nehmen und geben Sie geschnittenes Gemüse für mindestens eine Mahlzeit dazu. Ein Weißbrot mit Nutella lässt sich leicht durch einen grünen Smoothie mit etwas Honig zur Süße ersetzen. Und spätestens, wenn Sie die Veränderungen in Ihrem Energie- und Stimmungslevel bemerken, werden Sie wieder sensibler dafür, was Ihr Körper wirklich braucht. Denn im Grund wissen wir doch alle, dass wir uns nach einer Tiefkühlpizza oder Unmengen an Chips meist nur noch träger fühlen und ein schlechtes Gewissen haben, oder?

Wichtig ist es auch, jeden Tag mindestens zwei Liter zu trinken. Dabei sollten Sie auf Wasser und ungesüßte Tees setzen. Von Eistee und anderen zuckerhaltigen Getränken loszukommen, ist ebenfalls nur eine Sache der Gewöhnung und wird sich schon bald auszahlen. Es geht hier um Ihre Gesundheit, halten Sie sich das immer vor Augen. Um die Beziehung zum Essen wieder neu zu beleben und das Umdenken zu erleichtern, ist es außerdem hilfreich, achtsam zu essen, sich also voll und ganz auf das Einnehmen der Mahlzeit zu konzentrieren.

DEN FOKUS RICHTEN MIT ACHTSAMKEIT UND MEDITATION -- DAS GEDANKENKARUSSELL STOPPEN

Der Begriff "Achtsamkeit" ist in aller Munde. Aber was versteht man darunter überhaupt und was hat das mit Depressionen zu tun? Das Konzept ist im Grunde schon uralt. Es geht über 2000 Jahre zurück zu den Lehren des Buddhismus und ist auch unter "Mindfulness" bekannt. Heute finden Menschen jeder Herkunft, jeden Alters und Geschlechts sowie völlig unabhängig von der religiösen Orientierung Zugang zu Achtsamkeit. Generell wird darunter ein Zustand des menschlichen Bewusstseins zusammengefasst, bei dem der Geist vollkommen präsent im gegenwärtigen Moment ist. Außerdem ist eine urteilsfreie und akzeptierende Haltung eine weitere wichtige Komponente. Dadurch wird für viele eine völlig neue Qualität des Erlebens gefunden, die im modernen Zeitalter keine Normalität mehr ist. Sie kennen es sicher auch: Egal, ob Sie die Wäsche machen oder sich die Haare bürsten – gedanklich sind Sie gar nicht anwesend. Szenarien der Vergangenheit spielen sich in Begleitung von Reue im Kopf ab oder es wird bereits voller Sorge über Situationen in der Zukunft gegrübelt. Davon haben wir im Endeffekt nichts außer Stress, denn kontrollieren können wir die Dinge, über die wir in dem jeweiligen Moment nachdenken sowieso nicht. Womöglich wird durch den Rest des Tages sogar mit schlechter Stimmung gelaufen, obwohl doch eigentlich gar nichts Bedrückendes passiert ist.

Oftmals spielt sich das nur im Kopf ab, wobei gleichzeitig etliche Möglichkeiten versäumt werden, bereichernde und sorglose Momente zu leben. Achtsamkeitsübungen ermöglichen es, sich den konstanten innerlichen Monolog bewusst zu machen. Im nächsten Schritt kann der Fokus der Aufmerksamkeit von herunterziehenden zu aufbauenden Gedanken gelenkt werden.

Achtsamkeitstraining lässt sich super einfach in den Alltag

integrieren. Sie können sich einfach Tätigkeiten aussuchen, die Sie sowieso jeden Tag machen, bei denen Ihr Verstand gewöhnlicherweise aber auf Autopilot schalten würde. An Stelle davon stehen bei den Übungseinheiten immer Fragen wie "Was passiert gerade?", "Was nehme ich über meine Sinne wahr?" und "Wie fühle ich mich dabei?" im Vordergrund. Sowohl das Zähneputzen als auch eine Dusche bieten sich für den Einstieg in die Achtsamkeitspraxis an. Konzentrieren Sie sich darauf, wie die Zahnpasta schmeckt, wie sich der Schaum im Mund und die Borsten auf dem Zahnfleisch anfühlen und welche Geräusche oder Gerüche Sie wahrnehmen.

Unter der Dusche könnten Sie auf Temperaturveränderungen und Körperreaktionen achten und was es emotional in Ihnen auslöst. Wichtig ist, dass Sie neben der Präsenz auch die akzeptierende Grundhaltung nicht vergessen. Jeder Gedanke, jede Empfindung und Emotion haben ihre Daseinsberechtigung. Falls Sie bemerken, dass Sie abschweifen, kommen Sie einfach wieder zurück zum gegenwärtigen Geschehen und verurteilen Sie sich nicht für den Fehler. Tatsächlich ist dieser Mechanismus gewollt und genau dadurch werden Sie lernen, wovon Ihre Gedanken- und Gefühlswelt sonst dominiert wird, wie Sie dem entkommen und sich wieder Konzentrationsfähigkeit antrainieren.

Wie bereits erwähnt, können Sie auch Ihre Mahlzeiten zu einem Achtsamkeitsritual machen. Schenken Sie der Konsistenz, dem Geschmack und der Temperatur des Essens Ihre volle Hingabe. Lassen Sie sich Zeit beim Kauen und verstehen Sie die Nahrungsaufnahme als notwendige Pause für den Verstand. Seien Sie zudem achtsam gegenüber den Signalen Ihres Körpers. Wann tritt das Sättigungsgefühl ein? Fühlen Sie sich nach der Mahlzeit energetischer oder antriebsloser? Auch beim Laufen können Sie sich für Achtsamkeit entscheiden, anstatt von Sorgen über die To-Do-Liste oder Selbstzweifeln geplagt zu werden. Nehmen Sie wahr, wann die Füße den Boden berühren, wie sich der Fußballen abrundet, welche Muskeln dabei zum Einsatz kommen und in welchem

Tempo Sie gehen.

Dabei bietet es sich ebenso an, mal innezuhalten und die Umgebung wahrzunehmen, in der Sie sich befinden. Stellen Sie sich dazu vor, Sie würden einen Ihrer Sinne verlieren. Würden Sie dann dem Vogelzwitschern nicht mehr Gehör schenken? Oder die Düfte der Blume in vollen Zügen aufsaugen? Würden Sie sich nicht den blauen Himmel und den Rest der Farbenpracht unserer Welt einprägen wollen? Erleben Sie Ihre Sinne als etwas, das nicht selbstverständlich ist, und schaffen Sie sich so regelmäßig kleine Momente der Dankbarkeit und Zufriedenheit. Je mehr Gelegenheiten Sie nutzen, um Achtsamkeit zu trainieren, desto häufiger werden Sie mit intensiven Gefühlen inneren Friedens belohnt werden.

Achtsamkeit lässt sich aufgrund der vielversprechenden Forschungsergebnisse auch unter professionellen Bedingungen erlernen. Medizinisch und psychiatrisch hat sich vor allem das achtwöchige Programm namens "Mindfulness-Based Stress Reduction" durchgesetzt. MBSR oder zu Deutsch "Stressbewältigung durch Achtsamkeit" wurde 1979 von dem amerikanischen Medizinprofessor Jon Kabat-Zinn begründet. Er sprach der buddhistischen Philosophie hohe Bedeutung zu und verfolgte das Ziel, dieser auch in den westlichen Kulturen einen Platz zu schaffen. Inzwischen gibt es allein in Deutschland acht Ausbildungsinstitute und circa 1000 Lehrer seines Konzeptes. Die Kursgebühren betragen in der Regel etwa 350 bis 400 Euro, werden aber von den meisten Krankenkassen mit Zuschüssen unterstützt. Außerdem können Ärzte und Psychologen das MBSR bei angemessener Indikation verschreiben.

Der Übergang von Achtsamkeit zu Meditation ist fließend. Viele der Achtsamkeitsaufgaben werden auch als "Mini-Meditationen" bezeichnet. Im Grunde ist Meditation so etwas wie die Steigerung von Achtsamkeit. Auch diese Methode wurde ursprünglich für spirituelle Zwecke angewendet, ist jedoch mittlerweile für die unterschiedlichsten Menschen auf vielen Ebenen bereichernd und findet immer mehr wissenschaftlichen Zuspruch.

So hat sich bei den Untersuchungen des Nationalen Gesundheitsinstituts der amerikanischen Regierung beispielsweise gezeigt, dass die Symptome einer Depression bei der Meditationsgruppe im Gegensatz zur Kontrollgruppe deutlich stärker zurückgingen. Zu ähnlichen Ergebnissen kamen die Forscher eines großen Studienprojekts, welche im Juli 2015 in der englischen Zeitschrift "The Lancet" veröffentlicht wurde. Mehr als 400 Probanden mit depressiven Erkrankungen wurden zwei Jahre lang begleitet. Eine Gruppe wurde lediglich mit Therapiesitzungen und Meditation behandelt. Die anderen Teilnehmer begannen eine medikamentöse Therapie mit Antidepressiva. Letztere zeigten im Gegensatz zu der Meditationsgruppe eine höhere Rückfallquote auf. Woran das liegen könnte, lässt sich anhand weiterer Untersuchungen vermuten, die auf bildgebenden Verfahren des Gehirns beruhen.

Eine davon befasste sich unter der Leitung der Psychologen Vladimir Bostanov und Philipp Keune beispielsweise mit der neuronalen Reaktion auf akustische Reize. Im Vergleich zu der Kontrollgruppe und der eigenen Hirnaktivität vor einem Meditationskurs, wiesen die Teilnehmer eine stark reduzierte Reaktion auf die vorgespielten Töne auf. Das legt nahe, dass durch das Meditieren gelernt wurde, weniger zu grübeln, die Gedanken besser kontrollieren zu können und somit einen klareren Verstand zu erreichen. Auch den depressionsbedingten Konzentrations- und Merkschwierigkeiten kann durch Meditation entgegen gewirkt werden. An der Hölzel Universität in Gießen wurde nämlich mittels Kernspintomografien festgestellt, dass die Dichte der grauen Substanz im Hippocampus durch Meditation überdurchschnittlich hohe Werte annimmt. Dieses Hirnareal ist sowohl für das Lernen neuer Informationen als auch für das Gedächtnis verantwortlich. Dass beim Meditieren sowohl kurzfristig als auch langfristig Stress abgebaut wird, steht völlig außer Frage.

Im Rahmen von Meditation werden Sie zum Beobachter Ihres

eigenen Innenlebens. Gedanken, Gefühle und Empfindungen werden mit zunehmender Übung immer mehr als Besucher wahrgenommen, die kommen, aber auch wieder gehen. So schaffen Sie mehr Distanz zu den inneren Regungen, anstatt sich mit diesen zu identifizieren oder sich von ihnen einnehmen zu lassen. Während der Meditation werden Sie tiefe Ruhe erlangen, in der sich die Gedanken und Gefühle automatisch verlangsamen. Der Atem ist hierfür der Anker Ihrer Aufmerksamkeit, zu dem Sie immer wieder zurückkehren. Grundsätzlich können Sie überall meditieren. Es bietet sich aber an, es an einem Ort zu tun, an dem Sie sich wohlfühlen und es möglichst wenig Störfaktoren gibt. Womöglich richten Sie sich sogar eine Ecke in der Wohnung ein, die Sie mit Kissen, Kerzen oder Räucherstäbchen gemütlich herrichten. Bei dem Anblick Ihrer persönlichen Oase ist es außerdem wahrscheinlicher, dass Sie sich täglich dazu motivieren können, zu meditieren. Denn die Regelmäßigkeit spielt eine viel größere Rolle als die Dauer.

Im Prinzip reichen bereits fünf Minuten Meditation am Tag aus, um die gewünschten Effekte zu erzielen. Steigern dürfen Sie die Dauer schrittweise nach Belieben. Meistens wird sitzend auf dem Boden meditiert. Falls Sie einen kühlen Boden haben, eignen sich Sitz- und Yogamatten oder eine dünne Decke als Unterlage, um nicht von Kältegefühlen abgelenkt zu werden.

Darüber hinaus sollten Sie sicherstellen, dass Sie den Klingelton des Handys oder andere Lärmquellen ausschalten. Unkontrollierbare Geräuschkulissen können mit Meditationsmusik oder Naturklängen digital übertönt werden. Sobald die Vorbereitungen betroffen sind, stellen Sie sich einen Timer, der Ihnen das Ende der Meditation vorgibt. Nehmen Sie anschließend eine bequeme, aber gleichzeitig aufrechte Sitzposition ein. Bewährt haben sich für viele Meditierende der Schneider- oder Fersensitz. Um die Hüften etwas anzuheben und ein Zusammenfallen der Wirbelsäule zu vermeiden, bietet es sich optional an, ein flaches Kissen unter dem Gesäß zu platzieren. Alternativ kann auch auf einem Stuhl sitzend, gegen eine Wand lehnend oder auf dem Rücken liegend meditiert werden.

Die Hauptsache ist, dass Sie sich entspannen können und die Wirbelsäule gerade ist. Finden Sie eine würdevolle Haltung, ohne zu verkrampfen, lassen Sie die Schultern nach unten hängen und legen Sie die Hände locker auf den Beinen oder im Schoß ab. Alle Muskeln, die nicht für den aufrechten Rücken benötigt werden, sind entspannt. Dazu zählen auch die Gesichtsmuskeln. Stellen Sie sicher, dass Sie die Stirn nicht runzeln oder den Kiefer anspannen. Um anzukommen, werden ein paar tiefe Atemzüge genommen. Atmen Sie durch die Nase ein und lassen Sie sämtliche Luft durch den Mund entweichen. Sobald Sie sich bereit fühlen, werden die Augenlider und Lippen sanft geschlossen.

Von nun an liegt Ihr Fokus einzig und allein auf dem natürlichen Fluss des Atems durch die Nase. Verfolgen Sie den Luftstrom und nehmen Sie wahr, wie sich Ihre Lungen füllen und wie sich Ihre Bauchdecke hebt und senkt. Immer, wenn die Gedanken woanders hin wandern, kehren Sie urteilsfrei wieder zurück zur Atmung. Genau wie bei der Achtsamkeitspraxis, dürfen alle Emotionen und Gedanken aufkommen, solange Sie im nächsten Augenblick wieder losgelassen, statt weitergesponnen werden. Wenn der Weckruf Ihnen das Ende signalisiert, kehren Sie mit tiefen Atemzügen zurück in den Moment und öffnen Sie erst die Augen, wenn Sie sich bereit fühlen. Verweilen Sie im Anschluss noch etwas in Ihrer meditativen Haltung und reflektieren Sie die Durchführung in Stille, bis Sie den Sitz lockern und langsam wieder aufstehen. Dieses Vorgehen ist sozusagen Meditation in ihrer pursten Form und wird auch "Vipassana" genannt, was sich mit "Einsicht" übersetzen lässt.

Allerdings gibt es noch viele weitere Formen, die sich allgemein und im Zusammenhang mit Depressionen als effektiv bewährt haben. Dazu gehört beispielsweise die Mantra-Meditation. Unter einem Mantra versteht man sozusagen einen heiligen Vers, der zur Mobilisierung der inneren Kräfte genutzt wird. Das wohl bekannteste Beispiel ist "Om", welches sich genau genommen aus den drei Silben A-U-M zusammensetzt. Es symbolisiert sozusagen die vereinte Seele der Welt und ist den fernöstlichen Traditionen zur Folge der Klang, dem das ganze Universum entspringt. Nach dem Einnehmen einer Meditationsposition und einigen tiefen Atemzügen, könnten sie bei der nächsten Einatmung besonders viel Luft in den Bauchraum strömen lassen und das "Om-Mantra" mit der Ausatmung verknüpfen.

Eine weniger spirituelle Variante wäre "So Ham", welches "Ich bin" bedeutet. Sehr gut eignet es sich dafür, das Mantra nur gedanklich aufzusagen und die Worte jeweils mit der Ein- und Ausatmung zu verknüpfen. Der Grundgedanke dahinter ist, dass Sie Ihr Unterbewusstsein durch etwa fünfminütiges Wiederholen zu der Überzeugung bewegen, genauso wie Sie sind, bereits vollkommen zu sein. Eine ähnliche Bedeutung steckt hinter dem Mantra "Aham Prema" oder "Ich bin Liebe". Statt Formeln aus den hinduistischen und buddhistischen Traditionen zu nutzen, können Sie auch mit Affirmationen arbeiten. Das sind positiv formulierte Aussagen, die in Stille oder laut ausgesprochen wiederholt werden, um das Unterbewusstsein zu beeinflussen und veraltete Überzeugungen zu transformieren, die Befinden und Handeln beeinträchtigen. Je nachdem, welches Thema gerade für Sie aktuell ist, können Sie die Affirmationen verwenden, die Sie gerade brauchen. Zu vermeiden gelten negative Formulierungen. Statt "Ich habe keine Angst" sollten Sie eher "Ich bin frei von Angst" oder "Ich trage grenzenlosen Mut in mir" sagen. Außerdem sollten Sie die Affirmationen immer so gestalten, dass die Überzeugung entsteht, der Zustand sei bereits Realität und nicht bloß ein Wunsch für die Zukunft.

So simpel diese Umprogrammierung des Unterbewussten auch scheinen mag, die Wirksamkeit sollten Sie nicht unterschätzen. Vergleichbar ist das Phänomen auch mit Visualisierungen. Diese lassen sich ebenfalls am besten in einem meditativen Zustand durchführen. Es wird sich für einige Minuten vor den inneren Augen sehr detailliert ausgemalt, bestimmte Herausforderungen grandios zu meistern. Dass alleine die Vorstellungskraft wirklich einen Einfluss auf die tatsächliche Handlung haben wird, hat Anne Isaac 1992 in einer interessanten Studie gezeigt. Sportler wurden hierbei in zwei Gruppen eingeteilt. Während die eine sich ausschließlich auf körperliches Training beschränkte, bereitete die andere sich mental mit Visualisierungen von Erfolg vor.

Tatsächlich haben diese letztendlich besser abgeschnitten. Dementsprechend ist es ratsam, dass auch Sie Gebrauch von dieser Methode machen. Ob es das Zubereiten einer gesunden Mahlzeit, Disziplin beim Sport oder der Anbruch eines neuen Arbeitstages ist: Visualisieren Sie vorher das Gelingen und gehen dann voller Selbstvertrauen an die Sache heran. Die letzte Herangehensweise, die erwähnt werden soll, ist die passive Meditation. Dabei wird sich bis zum Erreichen eines entspannten Gesamtzustandes auf ein Objekt fokussiert. Das kann beispielsweise ein Bild, ein Symbol oder oft auch eine brennende Kerze sein. Platzieren Sie das Objekt Ihrer Wahl etwa zwei bis drei Meter entfernt unter der Augenhöhe. Es wechseln sich eine Minute der Begutachtung des Elements mit einer Minute geschlossenen Augen ab.

Für alle genannten und viele weitere Meditationsformen lassen sich unzählige Audio- und Videoanleitungen auf YouTube finden. Insbesondere Anfänger profitieren sehr davon, sich von einer ruhigen Stimme in Echtzeit durch die Meditation führen zu lassen. Ein weiterer großer Vorteil ist, dass es für jede erdenkliche Lebenssituation oder Gefühlslage speziell entwickelte Meditationen gibt, die sich auf die Lösung des jeweiligen Problems beziehen. Denkbar sind geführte Meditationen zum Einschlafen, um in den Tag zu starten, für Vergebung, um Ängste zu lösen oder Ähnliches. Darüber hinaus befinden sich in den meisten Städten Meditationszentren, die regelmäßig zu Gruppenmeditationen auf Spendenbasis, umsonst oder für geringe Gebühren einladen.

Eine aktivere Form der Meditation ist beispielsweise Yoga. Bei der uralten Praxis aus Indien handelt es sich nämlich um viel mehr als nur eine Sportart. Der Begriff "Yoga" stammt aus dem Sanskrit und bedeutet übersetzt so viel wie "die Verbindung zwischen Körper, Geist und Seele". Balance im physischen Körper zu finden, soll gleichzeitig zu mehr innerer Ausgeglichenheit führen und neue Kräfte freisetzen. Im Laufe der Zeit hat die Praxis viele Entwicklungen durchlebt und ist mittlerweile gegen die verschiedensten Leiden anwendbar. Es gibt ein unglaublich facettenreiches Angebot unterschiedlicher Stilformen, wodurch Yoga einerseits zur Entspannung, andererseits aber auch zum Ausbau der körperlichen Leistungsfähigkeit genutzt wird.

Leider ist die Grundidee im Zuge der Kommerzialisierung etwas verloren gegangen. Ästhetik rückt immer mehr in den Fokus der Praxis. Doch dünne Frauen in ihren 20ern und hautenger Sportkleidung, die sich wie eine Brezel biegen, sind nicht die einzigen, die Yoga ausüben und davon profitieren können. Tatsächlich hält die Praxis für jeden einen passenden Stil bereit. Weder das Alter, noch das Geschlecht oder die bisherige Dehnbarkeit und Figur sind dabei von irgendeiner Relevanz. Zwar steht es außer Frage, dass Yoga beweglicher und fitter machen kann. Doch das eigentliche Ziel der Philosophie ist das Herstellen einer Verbindung mit sich selbst, wobei stets eine fürsorgliche und akzeptierende Grundhaltung beibehalten wird. Aus diesem Grund sind Konkurrenzgedanken oder der Vergleich zu anderen Yogis völlig fehl am Platz. Es soll darum gehen, sich auf das eigene Wohl zu besinnen und eine positive Erfahrung mit sich selbst zu machen, die auch beim Verlassen der Yogamatte noch in einem nachklingt.

Dieser Zustand des sich im Einklang Fühlens wird entgegen der weit verbreiteten Meinung nicht allein durch das Einnehmen der Posen erreicht. Diese nennen sich "Asanas" und wirken vor allem auf das zentrale Nervensystem, während gleichzeitig die Durchblutung gefördert wird. Die Stellungen verschmelzen in der Regel durch sanfte Übergänge zu fließenden Bewegungsabläufen, bei denen stets vollständige Präsenz gefragt ist. Hier kommt die zweite Komponente ins Spiel, und zwar

Meditation. Den Fokus während einer Yogaeinheit auf dem Atem zu lassen, ist das Ziel. So werden durch flacher und schneller werdende Atmung die persönlichen Grenzen signalisiert, die stets respektiert werden sollten.

Andererseits kann eine gezielte, tiefe Atmung auch helfen, weiter in die Dehnungen zu kommen. Hauptsächlich ist das Ein- und Ausatmen aber auch hier der Anhaltspunkt für die immer wieder rückkehrende Konzentration des Übenden. Darüber hinaus gibt es noch eine dritte Komponente, die sich "Pranayama" nennt. Hierbei handelt es sich um von den Asanas separate Atemübungen. "Prana" heißt übersetzt Lebenskraft, womit im Prinzip Luft gemeint ist. "Ayama" steht für Kontrolle. Unterschieden wird zwischen anregenden und entspannenden Atemübungen. Erste stimulieren das sympathische Nervensystem durch eine möglichst lange Einatmung, während letztere den Parasympathikus aktivieren, indem besonders intensiv ausgeatmet wird. Die Redewendung "erstmal tief durchatmen" hat also in der Tat Hand und Fuß. Normalerweise gehört unsere Atmung zu den Funktionen, die automatisch über das vegetative Nervensystem ablaufen, weil es überlebenswichtig ist. So verfällt man aber gerne in eine flache Atmung, bei der weniger Sauerstoff aufgenommen wird. Das hat Muskelverkrampfungen, ein erhöhtes Stresslevel und Nervosität zur Folge.

Doch im Gegensatz zu den restlichen Funktionen des vegetativen Nervensystems kann die Atmung auch bewusst kontrolliert werden. Mehrere wissenschaftliche Studien haben bereits gezeigt, dass regelmäßiges Atemtraining das Gedächtnis, das Level an Energie, den Stress und die Durchblutung positiv beeinflusst.

Das sind nur wenige Beispiele für die vielen Vorteile. Um einen Einstieg zu finden, können Sie eine simple Methode trainieren. Sie nennt sich unter Yogis "Anuloma Viloma", "Bandra Bhedana" oder Wechselbeziehungsweise Mondatmung. Hierfür würden Sie abwechselnd das linke Nasenloch mit dem Ringfinger und das rechte mit dem Daumen schließen. Beginnen Sie beispielsweise mit der Einatmung über das linke Nasenloch und halten Sie dann beide kurz zu, bevor Sie das rechte Nasenloch öffnen, um die Luft entweichen zu lassen. Der nächste Atemzug wird dann über die rechte Seite genommen und über die linke wieder gelöst. Nach einigen Wiederholungen werden die Gehirnhälften in Balance gebracht und es stellt sich innere Ausgeglichenheit ein.

Je nachdem, ob Sie eher Aktivierung oder Entspannung anstreben, können Sie die Ein- beziehungsweise Ausatmung etwas länger halten. So würde es sich für mehr Ruhe anbieten, beim Luft holen gedanklich bis vier zu zählen und während der Ausatmung bis sechs. Für mehr Abwechslung finden Sie ein großes Angebot von Pranayama-Variationen auf YouTube, sobald Sie die Mondatmung beherrschen.

STIMMUNGSTAGEBÜCHER FÜHREN – EINEN ÜBERBLICK BEHALTEN UND WARNSIGNALE RECHTZEITIG ERKENNEN

Neben Meditation hält auch ein Journal großes Potenzial inne, sich destruktive Gedanken- und Verhaltensmuster vor Augen zu führen. Ein Stimmungstagebuch zu führen, macht insbesondere bei bipolaren Depressionen sehr viel Sinn. Sowohl mit Smileys, Zahlenskalen oder Farben können Sie jeden Tag festhalten, wie Sie sich gefühlt haben. Wenn Sie täglich noch ein paar Notizen hinzufügen, lassen Sich zudem bestimmte Auslöser erkennen. Sie erhalten quasi automatisch eine Übersicht von Situationen, die Sie entweder in eine gute oder eben in eine schlechte Stimmung versetzen, die Ihnen Stress bereiten oder Entspannung schenken. Alternativ können Sie auch einfach in Fließtexten die Worte zu Papier bringen, die Ihnen im Kopf herumgehen. Da lassen sich mit Sicherheit die ein oder anderen destruktiven Gedankenketten erkennen. Zusätzlich können Sie versuchen, diese in einen rationaleren Kontext zu bringen. Dabei helfen zum Beispiel die folgenden Fragen:

• Ist das wirklich die Wahrheit oder gibt es Ausnahmen? (Zum Beispiel bei Gedanken wie "Alles ist sinnlos.")

• Würde meine beste Freundin/mein Bruder das genauso sehen? Was würden meine Bezugspersonen/mein Therapeut dazu sagen?

• Kann ich die Situation auch aus einer anderen Perspektive betrachten?

• Woran würde ich nun denken, wenn ich diese Gedankenkette einfach mal loslasse?

Allgemein ist Sprache ein tolles Werkzeug, um Dinge von einer positiveren Perspektive zu beleuchten. Achten Sie zum Beispiel mal darauf, was passiert, wenn Sie das Wort "aber" mit "und" ersetzen. "Ich möchte mehr am Leben teilnehmen und..." weckt gleich ganz andere Assoziationen als "Ich möchte mehr am Leben teilnehmen, aber...", oder? Darüber hinaus sollten Sie sich angewöhnen, "Ich fühle mich depressiv." beziehungsweise "Ich habe eine Depression." zu sagen oder schreiben. Die Formulierung "Ich bin depressiv." ist nämlich falsch. Sie haben oder fühlen eine Depression, aber damit kann man umgehen und Sie sind noch so viel mehr als diese Diagnose.

Vielleicht toben Sie sich in Ihrem Tagebuch ja sogar richtig kreativ aus und gestalten die Seiten mit inspirierenden Zitaten oder Fotos. Eines Tages wird es Sie wahrscheinlich sehr stolz machen, auf Ihren Genesungsprozess in schriftlicher und visueller Form zurückblicken zu können und zu erkennen, wie weit Sie schon gekommen sind. Neben den simplen Tageseinträgen, bieten sich ebenfalls gezielte Übungen an. Wie wäre es zum Beispiel mit einem Liebesbrief in der Du-Form an Sie selbst? Darin könnten Sie festhalten, was Sie an sich schätzen, was Sie schon alles gemeistert haben und worauf Sie sich noch mit sich selbst in der Zukunft freuen.

Denkbar wäre auch eine tägliche Erfolgsliste. Erinnern Sie sich dafür jeden Abend an ein bis drei Herausforderungen, die Sie bewältigt haben.

Die dürfen noch so klein sein. Das Wahrnehmen eines Arzttermins oder eines Spaziergangs sind genauso lobenswert wie das Knüpfen einer neuen Freundschaft oder der erste Besuch bei einem neuen Sportkurs. Eine ähnliche Aufgabe ist das Festhalten von Momenten oder Personen, für die Sie am jeweiligen Tag besonders dankbar waren. Wenn Sie wissen, dass Sie sich am Abend drei solcher Dinge notieren werden, halten Sie ganz von allein mehr Ausschau danach und werden sensibler für die kleinen Freuden im Leben. War es das Gefühl der Sonnenstrahlen auf der Haut? Oder doch die Umarmung eines Familienangehörigen? Schon bald wird Ihnen auffallen, dass die Welt und Ihr Leben voller schöner Dinge stecken.

Manchmal verlieren wir halt einfach den Blick dafür, vor allem während einer depressiven Erkrankung. Wenn Sie regelmäßig Tagebuch schreiben oder Ihre Stimmung tracken, wird Ihnen sofort auffallen, sobald Sie den Fokus für die positiven Seiten des Lebens oder den Antrieb, das Journal überhaupt zu führen, wieder verlieren. Bisher wurden eher Maßnahmen beleuchtet, die einer depressiven Verstimmung vorbeugen. Doch manchmal ist akute Reaktion gefragt, wenn ein Rezidiv im Anmarsch zu sein scheint.

Für gewöhnlich kündigt sich eine erneute depressive Episode schon im Voraus an. Durch welche Anzeichen sie sich bemerkbar macht, ist individuell, doch es macht Sinn, sich anhand der zuletzt erlebten Episode und anderen persönlichen Auffälligkeiten, die eigenen Frühwarnzeichen bewusst zu machen. Im Optimalfall sollten diese schriftlich festgehalten werden, gegebenenfalls in Ihrem Tagebuch, gegebenenfalls in Zusammenarbeit mit einem Arzt. Denkbar sind Symptome wie eine zunehmende Grübelneigung, reduziertes Selbstbewusstsein, Schlafstörungen, Veränderungen der Ess- und Trinkgewohnheiten und Erschöpfungszustände. Auch Konzentrationsprobleme, weniger Leistungsfähigkeit, körperliches Unwohlsein, innere Unruhe oder ein abnehmendes Interesse an Sex, sozialen Interaktionen und den gewohnten Aktivitäten sollten alarmierend sein. Meist sind die Beschwerden noch etwas milder als während der Depression selbst.

Falls Sie charakteristische Warnsignale bemerken, ist es kein Grund, in Panik zu verfallen. Sie dürfen die Beschwerden nur nicht ignorieren und der Tendenz nachgeben, sich wieder von der Welt und den Menschen um Sie zu verschließen. Am besten erstellen Sie zusätzlich einen Krisenplan, der es Ihnen erlaubt, früh genug handlungsfähig zu sein und dem potentiellen Krankheitsausbruch entgegenzusteuern.

In dieser Übersicht bietet es sich beispielsweise an, die Kontaktdaten einer Vertrauensperson festzuhalten, an die Sie sich umgehend melden können, von der Sie wissen, dass diese Ihnen zur Seite stehen wird. Das darf natürlich auch professionelles Personal sein. Darüber hinaus ist es sinnvoll, ebenso einen Kontakt zu haben, der Ihnen wichtige Angelegenheiten vorerst abnehmen kann, falls Sie das Gefühl haben, mit Ihren Verpflichtungen überfordert zu sein.

Das sollte nicht dazu dienen, sich tagelang im Bett zu verkriechen, sondern eher dazu führen, dass Sie den Freiraum haben, Ihrer mentalen Gesundheit bewusst etwas Gutes zu tun. Deswegen empfiehlt es sich sehr, in dem Krisenplan konkrete Strategien zu benennen, die Ihnen dabei helfen, nicht in ein depressives Loch zu fallen. Genug Inspiration sollten Sie diesbezüglich bereits erhalten haben. Ob sich nun die Atemübungen, Romane in der Badewanne oder Sport an der frischen Luft für Sie bewährt habe, wissen Sie selbst am besten. Es ist ratsam, die Übersicht immer bei sich zu tragen, zum Beispiel als Foto im Handy. So wissen Sie stets, welche Verhaltensänderungen Ausdruck einer nahenden Episode sein könnten und wie Sie in diesem Fall aktiv zu handeln haben.

Vor allem, wenn das Tagebuchführen nichts für Sie ist, sollten Sie auf anderen Wegen gewährleisten, dass Sie sich täglich, jeden zweiten Tag oder wenigstens wöchentlich, bewusst die Zeit nehmen, in sich zu horchen und sich ernsthaft zu fragen, wie es Ihnen geht. Das kann in der stillen Natur gedanklich passieren, oder Sie führen Selbstgespräche, wo

Sie sich unbeobachtet fühlen. Sprechen Sie laut und deutlich aus, wie es Ihnen geht, aber wahren Sie eine akzeptierende und wohlwollende Grundhaltung. Das bedeutet, dass Sie sich nicht kritisieren und abwerten sollen. Viel eher geht es darum, Ihren Gedanken und Gefühlen nötige Anerkennung zu schenken, statt sie zu unterdrücken, bis sie eskalieren. Falls Sie sich besonders unruhig oder traurig fühlen, stellen Sie sich vor, in die unangenehmen Emotionen hinein zu atmen. Mit jeder Ausatmung lassen Sie ein Stück mehr Anspannung und Schmerz los.

Das kann sich sehr intensiv anfühlen, doch in der Regel stellt sich nach ein paar Minuten eine Besserung ein. Das wäre nicht der Fall, wenn Sie die Gefühle nicht richtig an die Oberfläche kommen lassen würden. Dann werden diese über Stunden, wenn nicht Tage oder Woche immer erdrückender. Bestenfalls schließen Sie immer damit ab, die Erkenntnisse in eine positive Richtung zu lenken und optimistische Zukunftsaussichten zu haben.

Resilienz aufbauen – Depressionen sind Teil Ihrer Reise, aber nicht das Ziel

So schwer es an manchen Tagen auch scheinen mag, einen Hauch Optimismus müssen Sie im Allgemeinen möglichst stetig beibehalten und immer wiederfinden. Durch die richtige Grundeinstellung zum Leben und zur Krankheit, bauen Sie sich Resilienz auf. Das ist sozusagen das Gegenteil von der am Anfang erläuterten Vulnerabilität. Eigentlich beschreibt der Begriff "Resilienz" die Flexibilität eines Materialstoffes, welcher nach Veränderungen von außen wieder in den Ausgangszustand zurückkehrt. Mittlerweile wird der Ausdruck jedoch eher im übertragenen Sinne auf die menschliche Psyche genutzt.

Im Grunde ist mit Resilienz die seelische Widerstandsfähigkeit gemeint. Das bedeutet, dass Krisen und Rückschläge im Leben so begegnet wird, dass kaum psychische Schäden entstehen oder sich von diesen möglichst schnell wieder erholt wird. Prinzipiell handelt es sich also um das Immunsystem der Seele. Eine ausgeprägte Widerstandskraft ist zwar in gewissem Maße durch bisherige Erfahrungen und genetische Veranlagungen bestimmt, kann sich aber auch angeeignet werden. Das Erleben einer Depression ist eine gute Möglichkeit, um mehr Resilienz für die Zukunft aufzubauen.

Dazu ist es erforderlich, sich seinen Gefühlen und Ängsten zu stellen, aber nicht am Tiefpunkt zu verweilen, sondern sich an Lösungen zu orientieren und einen potentiellen Mehrwert der schweren Phase ausfindig zu machen. Jede Krise beinhaltet viele Lektionen und die Möglichkeit eines Neuanfangs, so auch jede Depression. Die Welt ist voller Leiden und Ungerechtigkeit. Aber mindestens gleichermaßen voller Freude und Gründen, nicht aufzugeben. Entwickeln Sie ein Krankheitsverständnis, das sich nicht daran orientiert, dass Sie dazu verdammt sind, ewig depressiv zu sein. Verstecken Sie sich nicht in der Rolle eines Opfers der Umstände, sondern seien Sie bereit, Verantwortung zu übernehmen. Sie entscheiden, ob Sie sich wegen der Diagnose weiter hängen lassen oder Ihre Einstellung zum Leben zu ändern.

Versuchen Sie es, als Chance zu sehen, stärker zu werden und über sich hinaus zu wachsen. Womöglich war die Depression ein Zeichen, sich hinterfragen und umorientieren zu müssen. Vielleicht war es längst überfällig, dass Sie mehr Raum für die Dinge schaffen, die Sie wirklich genießen und alles aus Ihrem Leben zu verbannen, das Sie herunterzieht. Kommen Sie nicht auf den Gedanken, dass Sie mehrere Monate oder Jahre Ihres Lebens wegen der Depression vergeudet hätten. Lernen Sie die Möglichkeiten, die Ihnen im Rahmen Ihrer Genesung wieder besser zugänglich sind, stattdessen neu schätzen und kosten Sie diese nur umso mehr aus. Es könnte auch sein, dass Sie Bereicherung darin finden, anderen Betroffenen zu helfen. Schließlich kann niemand die Lähmungsgefühle der Krankheit so gut nachvollziehen, wie jemand, der es am eigenen Leibe erlebt hat. Schreiben Sie ein Buch, starten Sie einen Blog oder organisieren Sie Veranstaltungen für Aufklärung und Austausch. Auf welchem Wege Sie die Depression als Teil Ihres Lebens annehmen und der Erfahrung einen Sinn geben, liegt bei Ihnen.

Wichtig ist nur, dass Sie es eben als einen Abschnitt betrachten, der durchlebt werden musste, nicht aber als den Zielort, an dem Sie nun verharren müssen.

Quellenverzeichnis

Adieu Depression – Hallo Lebensfreude (17.03.2017): Kalte Dusche bei Depressionen – Studien und Erfahrung, URL: https://adieu-depression.de/kalte-dusche-depressionen/ (Stand: 07.11.2020)

Ahlulbayat Documentaries (24.05.2018): The Cloud of Depression, URL: https://ahlulbayt.tv/ondemand/episode/v822i6ug/The_Cloud_Of_Depression_Full_Documentary/ (Stand: 21.10.20)

Apotheken Umschau (07.04.2017): Depressionen: Behandlung mit Psychotherapie, URL: https://www.apotheken-umschau.de/Depression/Depressionen-Behandlung-mit-Psychotherapie-32754_9.html (Stand: 23.10.2020)

Apotheken Umschau (07.04.2017): Depressionen: Diagnose, URL: https://www.apotheken-umschau.de/Depression/Depressionen-Diagnose-32754_5.html (Stand: 23.10.2020)

Apotheken Umschau (07.04.2017): Depressionen: Die Seele stärken, URL: https://www.apotheken-umschau.de/Depression/Depressionen-Die-Seele-staerken-32754_12.html (Stand: 23.10.2020)

Apotheken Umschau (07.04.2017): Depressionen: Therapie mit Medikamenten, URL: https://www.apotheken-umschau.de/Depression/Depressionen-Therapie-mit-Medikamenten-32754_8.html (Stand: 23.10.2020)

Apotheken Umschau (07.04.2017): Depressionen: Therapien im Überblick, URL: https://www.apotheken-umschau.de/Depression/Depressionen-Therapien-im-Ueberblick-32754_7.html (Stand: 23.10.2020)

Apotheken Umschau (07.04.2017): Depressionen: Unterstützende Therapie, URL: https://www.apotheken-umschau.de/Depression/Depressionen-Unterstuetzende-Therapie-32754_10.html (Stand: 23.10.2020)

Apotheken Umschau (07.04.2017): Depressionen: Ursachen, Anzeichen, Therapie, URL: https://www.apotheken-umschau.de/Depression (Stand: 23.10.2020)

Apotheken Umschau (07.04.2017): Depressionen: Ursachen, URL: https://www.apotheken-umschau.de/Depression/Depressionen-Ursachen-32754_3.html (Stand: 23.10.2020)

Apotheken Umschau (07.04.2017): Depressionen: Verhaltenstipps für Angehörige, URL: https://www.apotheken-umschau.de/Depression/Depressionen-Verhaltenstipps-fuer-Angehoerige-32754_14.html (Stand: 23.10.2020)

Apotheken Umschau (07.04.2017): Depressionen: Video, URL: https://www.apotheken-umschau.de/Depression/Depressionen-Video-32754_2.html (Stand: 23.10.2020)

Apotheken Umschau (07.04.2017): Depressionen: Was kann ich selbst tun?, URL: https://www.apotheken-umschau.de/Depression/Depressionen-Was-kann-ich-selbst-tun-32754_11.html (Stand: 23.10.2020)

Apotheken Umschau (07.04.2017): Depressionen: Was können Angehörige tun?, URL: https://www.apotheken-umschau.de/Depression/Depressionen-Was-koennen-Angehoerige-tun-32754_13.html (Stand: 23.10.2020)

Apotheken Umschau (07.04.2017): Symptome und Formen, URL: https://www.apotheken-umschau.de/Depression/Depressionen-Symptome-und-Formen-32754_4.html (Stand: 23.10.2020)

Apotheken Umschau, Dr. Dennis Ballwieser (13.09.2019): Hier finden Sie Hilfe in scheinbar ausweglosen Situationen, URL: https://www.apotheken-umschau.de/Psyche/Hier-finden-Sie-Hilfe-in-scheinbar-ausweglosen-Situationen-556067.html (Stand: 23.10.2020)

Apotheken Umschau, Ulrich Kraft (12.08.2019): Wenn die Depression auf den Körper schlägt, URL: https://www.apotheken-umschau.de/Depression/Wenn-die-Depression-auf-den-Koerper-schlaegt-523827.html (Stand: 23.10.2020)

Apotheken Umschau, Ute Essig (02.12.2019): Winterblues vermeiden, URL: https://www.apotheken-umschau.de/Depression/Winterblues-vermeiden-413853.html (Stand: 23.10.2014)

Apotheken Umschau: Depression, Dr. Ralph Müller-Gesser (07.05.2020): Was Sie selbst tun können, URL: https://www.apotheken-umschau.de/Depression/Depression-Was-Sie-selbst-tun-koennen-463285.html (Stand: 23.10.2020)

Ärzte Zeitung, Ronald D. Gerste (01.08.2005): Frontale Lobotomie, eine Methode, die das Leben vieler Patienten zerstört hat, URL: https://www.aerztezeitung.de/Panorama/Frontale-Lobotomie-eine-Methode-die-das-Leben-vieler-Patienten-zerstoert-hat-328683.html (Stand: 06.11.2020)

Asana Yoga, Sabrina Steinschnack (24.07.2019): 5 Wege, wie Yoga gegen Depression hilft, URL: https://www.asanayoga.de/5-wege-wie-yoga-gegen-depression-hilft/ (Stand: 25.10.2020)

Baby und Familie, Daniela Frank (07.02.2019): Warum die Pille Depressionen fördern kann, URL: https://www.baby-und-familie.de/Gesundheit/Warum-die-Pille-Depressionen-foerdern-kann-528183.html (Stand: 23.10.2020)

Bach-Blüten-Portal: Vipassana Meditation – Die beliebte Einsichtsmeditation, URL: https://www.bach-blueten-portal.de/vipassana-meditation/ (Stand: 08.11.2020)

Betanet (11.02.2020): Depressionen – Sport, URL: https://www.betanet.de/depressionen-sport.html (Stand: 25.10.2020)

Cardiopraxis (02.12.2018): Kalte Dusche – Gut für die Stimmung und gesund, URL: https://www.cardiopraxis.de/kalte-dusche-gut-fuer-die-stimmung-und-gesund/ (Stand: 07.11.2020)

Das Gehirn, Susanne Donner (15.04.2014): Wahrnehmen und annehmen – Wie meditieren heilt, URL: https://www.dasgehirn.info/handeln/meditation/wahrnehmen-und-annehmen-wie-meditieren-heilt (Stand: 24.10.2020)

Depression behandeln: Depressionen? Tun Sie sich, so oft Sie können, etwas Gutes, URL: http://www.depression-behandeln.de/depression-entspannung.html (Stand: 25.10.2020)

Deutsche Depressionshilfe: Depression im Alter, URL: https://www.deutsche-depressionshilfe.de/depression-infos-und-hilfe/depression-in-verschiedenen-facetten/depression-im-alter (Stand: 22.10.2020)

Deutsche Depressionshilfe: Depression im Kindes- und Jugendalter, URL:

https://www.deutsche-depressionshilfe.de/depression-infos-und-hilfe/depression-in-verschiedenen-facetten/depression-im-kindes-und-jugendalter (Stand: 22.10.2020)

Deutsche Depressionshilfe: Depression und Arbeit, URL: https://www.deutsche-depressionshilfe.de/depression-infos-und-hilfe/depression-in-verschiedenen-facetten/depression-und-arbeit (Stand: 22.10.2020)

Deutsche Depressionshilfe: Diagnose der Depression, URL: https://www.deutsche-depressionshilfe.de/depression-infos-und-hilfe/was-ist-eine-depression/diagnose-der-depression (Stand: 22.10.2020)

Deutsche Depressionshilfe: Erfahrungsberichte Depression, URL: https://www.deutsche-depressionshilfe.de/depression-infos-und-hilfe/erfahrungsberichte (Stand: 22.10.2020)

Deutsche Depressionshilfe: Häufigkeit, URL: https://www.deutsche-depressionshilfe.de/depression-infos-und-hilfe/was-ist-eine-depression/haeufigkeit (Stand: 22.10.2020)

Deutsche Depressionshilfe: In der Schwangerschaft und nach der Geburt, URL: https://www.deutsche-depressionshilfe.de/depression-infos-und-hilfe/depression-in-verschiedenen-facetten/in-der-schwangerschaft-und-nach-der-geburt (Stand: 22.10.2020)

Deutsche Depressionshilfe: Medikamentöse Behandlung, URL: https://www.deutsche-depressionshilfe.de/depression-infos-und-hilfe/behandlung/medikamentoese-behandlung (Stand: 22.10.2020)

Deutsche Depressionshilfe: Nur erschöpft oder wirklich krank?, URL: https://www.deutsche-depressionshilfe.de/files/cms/downloads/faktenblatt_depression-und-burnout.pdf (Stand: 22.10.2020)

Deutsche Depressionshilfe: Psychotherapeutische Behandlung, URL: https://www.deutsche-depressionshilfe.de/depression-infos-und-hilfe/behandlung/psychotherapeutische-behandlung (Stand: 22.10.2020)

Deutsche Depressionshilfe: Rat für Angehörige Depression, URL: https://www.deutsche-depressionshilfe.de/depression-infos-und-hilfe/ratfuer-angehoerige (Stand: 22.10.2020)

Deutsche Depressionshilfe: Rückfallprophylaxe, URL: https://www.deutsche-depressionshilfe.de/depression-infos-und-hilfe/behandlung/rueckfallprophylaxe (Stand: 22.10.2020)

Deutsche Depressionshilfe: Suizidalität, URL: https://www.deutsche-depressionshilfe.de/depression-infos-und-hilfe/depression-in-verschiedenen-facetten/suizidalitaet (Stand: 22.10.2020)

Deutsche Depressionshilfe: Verlaufsformen, URL: https://www.deutsche-depressionshilfe.de/depression-infos-und-hilfe/was-ist-eine-depression/verlaufsformen (Stand: 22.10.2010)

Deutsche Depressionshilfe: Was ist eine Depression?, URL: https://www.deutsche-depressionshilfe.de/depression-infos-und-hilfe/was-ist-eine-depression (Stand: 22.10.2020)

Deutsche Depressionshilfe: Weitere antidepressive Behandlungen, URL: https://www.deutsche-depressionshilfe.de/depression-infos-und-hilfe/behandlung/weitere-antidepressive-behandlungen#Therapeutischer%20Schlafentzug%20%28Wachtherapie%29 (Stand: 22.10.2020)

Deutsche Depressionshilfe: Wer behandelt?, URL: https://www.deutsche-depressionshilfe.de/depression-infos-und-hilfe/behandlung/wo-wird-behandelt (Stand: 22.10.2020)

Deutsche Depressionshilfe: Wie entsteht eine Depression? – Neurobiologische Seite, URL: https://www.deutsche-depressionshilfe.de/depression-infos-und-hilfe/ursachen-und-ausloeser/neurobiologische-seite (Stand: 22.10.2020)

Deutsche Depressionshilfe: Wie entsteht eine Depression? – Psychosoziale Seite, URL: https://www.deutsche-depressionshilfe.de/depression-infos-und-hilfe/ursachen-und-ausloeser/psychosoziale-seite (Stand: 22.10.2020)

Deutsche Depressionshilfe: Wie entsteht eine Depression?, URL: https://www.deutsche-depressionshilfe.de/depression-infos-und-hilfe/ursachen-und-ausloeser (Stand: 22.10.2020)

Deutsche Depressionshilfe: Wie wird eine Depression behandelt?, URL:

https://www.deutsche-depressionshilfe.de/depression-infos-und-hilfe/behandlung (Stand: 22.10.2020)

Deutsche Depressionshilfe: Winterdepression, URL: https://www.deutsche-depressionshilfe.de/depression-infos-und-hilfe/depression-in-verschiedenen-facetten/winterdepression (Stand: 22.10.2020)

Deutsche Depressionshilfe: Wo finde ich Hilfe?, URL: https://www.deutsche-depressionshilfe.de/depression-infos-und-hilfe/wo-finde-ich-hilfe (Stand: 22.10.2020)

Deutschland Funk, Godehard Weyerer (28.06.2012): Psychoanalyse verändert das Gehirn, URL: https://www.deutschlandfunk.de/psychoanalyse-veraendert-das-gehirn.1148.de.html?dram:article_id=210711 (Stand: 06.11.2020)

Endokrinologie, Prof. Dr. Wiebke Arlt & Prof. Dr. Martin Fassnacht (2020): Cushing-Syndrom, URL: https://www.endokrinologie.net/cushing-syndrom.php (Stand: 04.11.2020)

Ergotopia, Krystian Manthey (03.11.2016): 24 effektive Entspannungsübungen und -techniken gegen Stress, Angst und innere Unruhe, URL: https://www.ergotopia.de/blog/entspannungsuebungen (Stand: 25.11.2020)

Flowgrade, Max Gotzler (17.09.2018): Kann kaltes Wasser Depressionen heilen?, URL: https://www.flowgrade.de/blog/kann-kaltes-wasser-depressionen-heilen (Stand: 07.11.2020)

Focus Online, Petra Apfel (04.10.2020): Großer Lebensmittel-Check: Was Sie essen müssen, um einer Depression vorzubeugen, URL: https://www.focus.de/gesundheit/ernaehrung/gesundessen/depression-mit-diesen-lebensmitteln-koennen-sie-der-erkrankung-vorbeugen_id_10144877.html (Stand: 26.10.2020)

Freundin, Claudia Herwig (28.07.2017): Diese 8 Hobbys machen gesund!, URL: https://www.freundin.de/gesundheits-tipps-diese-8-hobbies-machen-gesund-302573.html (Stand: 07.11.2020)

Frnd: Mit Entspannungsübungen gegen Stress ankommen, URL: https://www.frnd.de/2019/10/28/mit-entspannungsuebungen-gegen-stressankommen/ (Stand: 25.10.2020)

Ganzwunderbar Yoga & Lifestyle Blog Magazin (05.10.2020): Yoga bei Depressionen – Wie kann mir Yoga helfen?, URL: https://www.ganzwunderbar.com/yoga-bei-depressionen/ (Stand: 25.10.2020)

Geo Kompakt (Juni 2018): Lobotomie: Tiefe Schnitte ins Gehirn, URL: https://www.aerztezeitung.de/Panorama/Frontale-Lobotomie-eine-Methode-die-das-Leben-vieler-Patienten-zerstoert-hat-328683.html (Stand: 06.11.2020)

Geo Magazin, Katharina Jakob: Resilienz: Das Geheimnis der inneren Stärke, URL: https://www.geo.de/magazine/geo-wissen/19986-rtkl-widerstandskraft-resilienz-das-geheimnis-der-inneren-staerke (Stand: 09.11.2020)

Gesund-Vital, Tamara Walter (09.11.2018): Tierische Therapeuten: Haustiere bei Depressionen, URL: https://www.gesund-vital.de/haustiere-bei-depressionen (Stand: 07.11.2020)

Gesundheitstrends (21.11.2019): Body & Soul: Haustiere helfen bei Depression, URL: https://www.gesundheitstrends.com/a/haustiere/haustiere-helfen-bei-depression-5850/ (Stand: 07.11.2020)

Hello Better (08.07.2020): Depression und Selbsthilfe: Was kann ich selbst gegen meine Depression tun?, URL: https://hellobetter.de/blog/depression-selbsthilfe/ (Stand: 23.10.2020)

Ich will meditieren!: Meditation bei Depressionen und Burnout, URL: https://ich-will-meditieren.de/erkrankungen/depressionen-und-burnout/ (Stand: 26.10.2020)

Karrierebibel, Jochen Mai (26.06.2020): Resilienz lernen: Krisen besser meistern, URL: https://karrierebibel.de/resilienz/ (Stand: 09.11.2020)

Limes Schlosskliniken, Friederike Reuver (03.04.2019): In einem gesunden Körper lebt ein gesunder Geist: Wie Sport helfen kann, Depressionen zu überwinden, URL: https://www.limes-schlosskliniken.de/blogbeitrag-sport-depressionen-ueberwinden/ (Stand: 23.10.2020)

Limes Schlosskliniken, Friederike Reuver (08.06.2019): Depressionen ganzheitlich behandeln: Der Einfluss gesunder Ernährung auf die Psyche, URL: https://www.limes-schlosskliniken.de/blogbeitrag-depression-einfluss-ernaehrung/ (Stand: 26.10.2020)

Meditationsübung, Dr. Evelin Fräntzel: Was sind Affirmationen? – Wirksamkeit und Methode, URL: https://www.meditationsuebung.de/affirmation_suggestion.html (Stand: 08.11.2020)

Medizin Populär (März 2015): Hobbys: Gesund durch Sammeln, Singen, Spielen, Stricken, URL: https://www.medizinpopulaer.at/archiv/seele-sein/details/article/hobbys-gesund-durch-sammeln-singen-spielen-stricken.html (Stand: 07.11.2020)

Meine gesunde Seele: Hilfe bei Depression: https://www.meine-gesunde-seele.de/selbsthilfe-depression (Stand: 23.10.2020)

Meine Psyche (01.03.2020): Antidepressiv essen, URL: https://meinepsyche.de/antidepressiv-essen/ (Stand: 25.10.2020)

Meine Psyche (14.02.2020): Entspannungstechniken bei Depressionen, URL: https://meinepsyche.de/entspannungstechniken-bei-depression/ (Stand: 25.10.2020)

Meine Psyche (18.02.2020): Depression: Krankschreibung, URL: https://meinepsyche.de/depression-krankschreibung/ (Stand: 25.10.2020)

Myself (16.01.2020): Diese Sportarten helfen gegen Depressionen und Angst, URL: https://www.myself.de/gesund/fitness/sport-depressionen/ (Stand: 25.10.2020)

NDR Ratgeber Gesundheit (28.01.2020): Wie bewusste Ernährung Depression lindern kann, URL: https://www.ndr.de/ratgeber/gesundheit/Ernaehrung-bei-Depression,depression254.html (Stand: 25.10.2020)

NetDoktor, Julia Dobmeier & Christiane Fux (22.09.2020): Depression, URL: https://www.netdoktor.de/krankheiten/depression/ (Stand: 24.10.2020)

Neurologen und Psychiater im Netz, Prof. Dr. Borwin Bandelow: Was sind Angsterkrankungen bzw. Angststörungen?, URL: https://www.neurologen-und-psychiater-im-netz.org/psychiatrie-psychosomatik-psychotherapie/erkrankungen/angsterkrankungen/was-sind-angsterkrankungen/ (Stand: 24.10.2020)

Neurologen und Psychiater im Netz, Prof. Dr. Peter Falkai: Psychopharmaka: Antidepressiva, URL: https://www.neurologen-und-psychiater-im-netz.org/psychiatrie-psychosomatik-psychotherapie/therapie/pharmakotherapie/antidepressiva/ (Stand: 24.10.2020)

Neurologen und Psychiater im Netz, Prof. Dr. Ulrich Voderholzer: Besonderheiten im Alter, URL: https://www.neurologen-und-psychiater-im-netz.org/psychiatrie-psychosomatik-psychotherapie/erkrankungen/depressionen/besonderheiten-im-alter/ (Stand: 24.10.2020)

Neurologen und Psychiater im Netz, Prof. Dr. Ulrich Voderholzer: Diagnostik, URL: https://www.neurologen-und-psychiater-im-netz.org/psychiatrie-psychosomatik-psychotherapie/stoerungen-erkrankungen/depressionen/diagnostik/ (Stand: 24.10.2020)

Neurologen und Psychiater im Netz, Prof. Dr. Ulrich Voderholzer: Einteilung der Depression, URL: https://www.neurologen-und-psychiater-im-netz.org/psychiatrie-psychosomatik-psychotherapie/erkrankungen/depressionen/einteilung/ (Stand: 24.10.2020)

Neurologen und Psychiater im Netz, Prof. Dr. Ulrich Voderholzer: Information für Angehörige, URL: https://www.neurologen-und-psychiater-im-netz.org/psychiatrie-psychosomatik-psychotherapie/erkrankungen/depressionen/informationen-fuer-angehoerige/ (Stand: 24.10.2020)

Neurologen und Psychiater im Netz, Prof. Dr. Ulrich Voderholzer: Krankheitsbild bzw. Erscheinungsformen Depression, URL: https://www.neurologen-und-psychiater-im-netz.org/psychiatrie-psychosomatik-psychotherapie/stoerungen-erkrankungen/depressionen/krankheitsbild/ (Stand: 24.10.2020)

Neurologen und Psychiater im Netz, Prof. Dr. Ulrich Voderholzer: Medikamente (Antidepressiva) bei Depression, URL: https://www.neurologen-und-psychiater-im-netz.org/psychiatrie-psychosomatik-psychotherapie/erkrankungen/depressionen/medikamentoese-therapie/ (Stand: 24.10.2020)

Neurologen und Psychiater im Netz, Prof. Dr. Ulrich Voderholzer:

Psychotherapeutische Verfahren, URL: https://www.neurologen-und-psychiater-im-netz.org/psychiatrie-psychosomatik-psychotherapie/erkrankungen/depressionen/psychotherapeutische-verfahren/ (Stand: 24.10.2020)

Neurologen und Psychiater im Netz, Prof. Dr. Ulrich Voderholzer: Spezielle Therapieformen, URL: https://www.neurologen-und-psychiater-im-netz.org/psychiatrie-psychosomatik-psychotherapie/stoerungen-erkrankungen/depressionen/spezielle-therapieformen/ (Stand: 24.10.2020)

Neurologen und Psychiater im Netz, Prof. Dr. Ulrich Voderholzer: Ursachen einer Depression, URL: https://www.neurologen-und-psychiater-im-netz.org/psychiatrie-psychosomatik-psychotherapie/stoerungen-erkrankungen/depressionen/ursachen/ (Stand: 24.10.2020)

Neurologen und Psychiater im Netz, Prof. Dr. Ulrich Voderholzer: Was ist eine Depression?, URL: https://www.neurologen-und-psychiater-im-netz.org/psychiatrie-psychosomatik-psychotherapie/erkrankungen/depressionen/was-ist-eine-depression/ (Stand: 24.10.2020)

Neurologen und Psychiater im Netz: Psychotherapie: Interpersonelle Therapie, URL: https://www.neurologen-und-psychiater-im-netz.org/psychiatrie-psychosomatik-psychotherapie/therapie/psychotherapie/interpersonelle-therapie-ipt/ (Stand: 06.11.2020)

Nie mehr depressiv: Depression – Selbsthilfe: Was hilft wirklich?, URL: https://nie-mehr-depressiv.de/wissen/depression-selbsthilfe-was-hilft-wirklich/ (Stand: 23.10.2020)

Oberberg Kliniken: Gesunde Ernährung und Depression – Über den Zusammenhang von Nahrungsmitteln und Psyche, URL: https://www.oberbergkliniken.de/artikel/gesunde-ernaehrung-und-depression (Stand: 26.10.2020)

Patienten Information (2016): Depression – Mehr als nur traurig, URL: https://www.patienten-information.de/kurzinformationen/depression# (Stand: 24.10.2020)

PBS (2008): Depression: Out of shadows, URL: https://www.youtube.com/watch?v=8jGdbwHYrHY&ab_channel=EltaCollins (Stand: 22.10.2020)

Peter Beer: Depressionen – Was du mit Achtsamkeit und Meditation tun kannst, URL: https://www.peter-beer.de/meditation-gegen-depressionen/# (Stand: 26.10.2020)

Pharamzeutische Zeitung, Michelle Haß (01.04.2019): Schwere Depression – Tiefe Hirnstimulation kann helfen, URL: https://www.pharmazeutische-zeitung.de/tiefe-hirnstimulation-kann-helfen/ (Stand: 06.11.2020)

Pharmazeutische Zeitung, Nicole Schuster (19.02.2018): Depression – Sport ist signifikant wirksam, URL: https://www.pharmazeutische-zeitung.de/ausgabe-082018/sport-ist-signifikant-wirksam/ (Stand: 25.10.2020)

Praxis Vita, Julia Klinkusch (27.04.2020): Yoga bei einer Depression: Sanfte Unterstützung der Berhandlung, URL: https://www.praxisvita.de/yoga-bei-einer-depression-sanfte-unterstuetzung-der-behandlung-18625.html (Stand: 25.10.2020)

Psychiater Winterthur, Dr. Viktor Hein: Hilft eine kalte Dusche bei Depressionen?, URL: https://pubmed.ncbi.nlm.nih.gov/17993252/ (Stand: 07.11.2020)

RP Online, Bettina Maedjong: Der Weg zurück ins Leben: Selbsthilfe bei Depression, URL: https://rp-online.de/leben/gesundheit/medizin/depression/selbsthilfe-bei-depression-lebensqualitaet-zurueckgewinnen_aid-44337223 (Stand: 23.10.2020)

Rundfunk Berlin-Brandenburg, Andrea Rothenburg (14.04.2020): Depressionen überwinden – Nicht mehr neben der Spur, URL: https://www.youtube.com/watch?v=xics28mHVlE&t=959s&ab_channel=rbb (Stand: 22.10.2020)

Sana Search, Claudia Haag (12.08.2016): Meditation bei Depressionen, URL: https://www.sanasearch.ch/de/blog/artikel/meditation-bei-depressionen/ (Stand: 26.10.2020)

Sanofi, Schilddrüsen Form (2017): Bei Depression auch die Schilddrüse untersuchen!, URL: https://www.forum-schilddruese.de/service/schilddruese-news/schilddruese-news-2017/news-2017-05 (Stand: 04.11.2020)

SBT Berlin, Prof. Dr. Dorothea Huber & Günther Klug (2011): Psychoanalytische

Therapie der Depression: Oldie but goody, URL: https://sbt-in-berlin.de/cip-medien/08.Huber-Klug.pdf (Stand: 06.11.2020)

Spektrum, Christiane Gelitz (22.10.2018): Die richtige Dosis Sport bei Depressionen, URL: https://www.spektrum.de/news/die-richtige-dosis-sport-bei-depressionen/1603770 (Stand: 25.10.2020)

Spektrum, Joachim Retzbach (23.10.2020): Hilft ein Hobby gegen Depression?, URL: https://www.spektrum.de/news/hilft-ein-hobby-gegen-depression/1765480 (Stand: 07.11.2020)

Spiegel Psychologie, Jörg Blech (08.12.2013): Meditation – Die lernende Seele, URL: https://www.spiegel.de/spiegelwissen/meditieren-als-mittel-gegen-stress-angststoerungen-depressionen-a-937314.html (Stand: 26.10.2020)

SWR Wissen, Thomas Simon & Ralf Kölbel (26.03.2019): Tiefe Hirnstimulation gegen Depression, URL: https://www.swr.de/wissen/article-swr-19766.html (Stand: 06.11.2020)

Tao Health (2017): Was ist Pranayama? Wie du mit 6 Atemübungen Körper und Geist harmonisieren kannst, URL: https://www.taohealth.de/yoga/was-ist-pranayama.html (Stand: 08.11.2020)

Therapeutensuche Pro Psychotherapie, Dr. Christine Armhein & Fritz Propach (18.06.2013): Was bezahlt die Krankenkasse?, URL: https://www.therapie.de/psyche/info/fragen/wichtigste-fragen/was-bezahlt-die-krankenkasse/ (Stand: 06.11.2020)

Therapeutensuche Pro Psychotherapie, Fritz Propach (13.11.2014): Tiefenpsychologie, URL: https://www.therapie.de/psyche/info/index/therapie/tiefenpsychologisch-fundierte-psychotherapie/ (Stand: 06.11.2020)

Transzendentale Meditation: Transzendenz und Depression, URL: https://meditation.de/depression/ (Stand: 26.10.2020)

Universitätsklinikum Freiburg (15.03.2019): Tiefe Hirnstimulation lindert schwerste Depression zuverlässig, URL: https://www.uniklinik-freiburg.de/presse/publikationen/im-fokus/2019/tiefe-hirnstimulation-lindert-schwerste-depression-zuverlaessig.html (Stand: 06.11.2020)

Utopia, Johanna Wehrmann (11.07.2018): Ernährung gegen Depressionen: Macht Essen glücklich?, URL: https://utopia.de/ernaehrung-gegen-depressionen-macht-essen-gluecklich-96147/ (Stand: 26.10.2020)

Utopia, Stefanie Jakob (2020): Achtsamkeit: Von der Schwierigkeit im Hier und Jetzt zu sein, URL: https://www.aok.de/bw-gesundnah/vorsorge-und-gesundheit/handysucht-was-tun (Stand: 07.11.2020)

Vendanta & Yoga, Narada: Einfache Mantra Meditation Anleitung, URL: https://vedanta-yoga.de/einfache-mantra-meditation/ (Stand: 08.11.2020)

Welt Gesundheit, Fanny Jiménez (01.03.2016): Warum die Psychoanalyse ein Comeback feiert, URL: https://www.welt.de/gesundheit/psychologie/article152795956/Warum-die-Psychoanalyse-ein-Comeback-feiert.html (Stand: 06.11.2020)

World Health Organization (30.01.2020): Depression, URL: https://www.who.int/news-room/fact-sheets/detail/depression (Stand: 24.10.2020)

Yoga Easy, Karen Welters (05.03.2017): 5 Yoga-Übungen gegen depressive Stimmung, URL: https://www.yogaeasy.de/artikel/5-yogauebungen-gegen-depressionen (Stand: 25.10.2020)

Yoga Easy, Psychologin & Yogalehrerin Katharina Großmann (2019): Alles über Pranayama: Atme das Glück, URL: https://www.yogaeasy.de/artikel/pranayama-die-yogischen-atemuebungen (08.11.2020)

Yoga Vidya (28.12.2018): Welche Meditation bei Depression, URL: https://wiki.yoga-vidya.de/Welche_Meditation_bei_Depression (Stand: 26.10.2020)

Zeit zu leben, Ralf Senftleben: Achtsamkeit: Alles, was du darüber wissen musst, URL: https://zeitzuleben.de/achtsamkeit-alles/ (Stand: 07.11.2020)

Zentrum der Gesundheit, Carina Rehberg (29.09.2020): Ernährung gegen Depressionen, URL: https://www.zentrum-der-gesundheit.de/artikel/depressionen-burnout/ernaehrung-gegen-depressionen-ia (Stand: 26.10.2020)

Wir danken Ihnen für Ihr Interesse und Ihr Vertrauen. Als Dankeschön dafür, haben wir eine besondere Überraschung. Damit Sie **jeden Tag ein passendes Mantra** haben, stellen wir Ihnen eine exklusive Liste mit Mantras zur Verfügung. Das Beste daran: Sie erhalten diese vollkommen kostenlos. Das klingt wunderbar? Dann warten Sie nicht lange und holen Sie sich Ihr Gratis-Geschenk.

Hier geht es zu Ihrem Gratis-Geschenk:

https://forms.gle/eBSJsb3i8WFM9mKD8

1. **Öffnen Sie die Kamera-App auf Ihrem Smartphone und richten Sie die Kamera auf den QR-Code.**
2. **Klicken Sie auf den Link, der Ihnen angezeigt wird und schon werden Sie zur Website weitergeleitet.**

Impressum

Herausgeber: Orbita Media Verlag GmbH & Co. KG / Ericusspitze 4 / 20457 Hamburg
Kontakt: kontakt@empireofbooks.de
Website: https://empireofbooks.de
Coverbild: Shutterstock

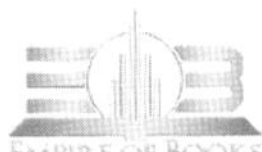

Haftungsausschluss:
Die Nutzung dieses Buches und die Umsetzung der enthaltenen Informationen, Anleitungen und Strategien erfolgt auf eigenes Risiko. Der Autor kann für etwaige Schäden jeglicher Art aus keinem Rechtsgrund eine Haftung übernehmen. Haftungsansprüche gegen den Autor für Schäden materieller oder ideeller Art, die durch die Nutzung oder Nichtnutzung der Informationen bzw. durch die Nutzung fehlerhafter und/oder unvollständiger Informationen verursacht wurden, sind grundsätzlich ausgeschlossen. Rechts- und Schadenersatzansprüche sind daher ausgeschlossen. Dieses Werk wurde sorgfältig erarbeitet und niedergeschrieben. Der Autor übernimmt jedoch keinerlei Gewähr für die Aktualität, Vollständigkeit und Qualität der Informationen. Druckfehler und Falschinformationen können nicht vollständig ausgeschlossen werden. Es kann keine juristische Verantwortung sowie Haftung in irgendeiner Form für fehlerhafte Angaben vom Autor übernommen werden. Die bereitgestellten Analysen, Vorschläge, Ideen, Meinungen, Kommentare und Texte sind ausschließlich zur Information bestimmt und können ein individuelles Beratungsgespräch nicht ersetzen. Alle Informationen dieses Buches entsprechen dem Kenntnisstand zum Zeitpunkt des Verfassens dieses Buches. Eine Haftung für mittelbare und unmittelbare Folgen aus den Informationen dieses Buches ist somit ausgeschlossen.
Informieren Sie sich weitläufig aus unterschiedlichen Quellen und bedenken Sie, dass am Ende nur Sie für die Entscheidungen verantwortlich sind.

Urheberrecht:

Haftung für externe Links:
Unser Angebot enthält Links zu externen Websites Dritter, auf deren Inhalte wir keinen Einfluss haben. Deshalb können wir für diese fremden Inhalte auch keine Gewähr übernehmen. Für die Inhalte der verlinkten Seiten ist stets der jeweilige Anbieter oder Betreiber der Seiten verantwortlich. Die verlinkten Seiten wurden zum Zeitpunkt der Verlinkung auf mögliche Rechtsverstöße überprüft. Rechtswidrige Inhalte waren zum Zeit-punkt der Verlinkung nicht erkennbar.

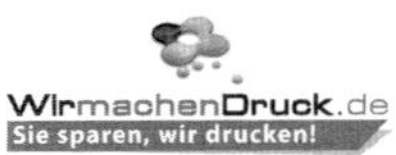